मदर टिंक्चर के चमत्कार

डॉ. यदुवीर सिन्हा

एम.डी.एस. (यू.एस.ए.)

रचयिता—पारिवारिक चिकित्सा, मेडिकल डिक्शनरी (हिन्दी, उर्दू, अंग्रेजी) मेटेरिया मेडिका और थेराप्युटिक, बायोकेमिक चिकित्सा तत्व, आर्गेनन, फार्माकोपिया, होमियो. परीक्षा विधान, एनाटोमी एण्ड फीजीयोलोजी, संक्षिप्त भारतीय औषध विधान, कॉम्पेरेटिव मेटेरिया मेडिका

AF825987

बी. जैन पब्लिशर्स (प्रा.) लि.

USA—Europe—India

मदर टिंक्चर के चमत्कार

34 वाँ पुनः मुद्रण: 2025

© बी. जैन पब्लिशर्स (प्रा.) लि.

इस प्रकाशन का कोई भी अंश किसी भी प्रकार से उद्घृत करना गैर कानूनी है, जब तक प्रकाशक की लिखित अनुमति न हो।

प्रकाशक: कुलदीप जैन

बी. जैन पब्लिशर्स प्राइवेट लिमिटेड

1921, गली नं. 10, चूना मण्डी, पहाड़गंज, नई दिल्ली–110 055, भारत

फोन : 91-11-4567 1000, **फैक्स** : 91-11-4567 1010

ई. मेल : info@bjain.com **वेबसाईट** : **www.bjain.com**

ISBN: 978-81-319-0097-0

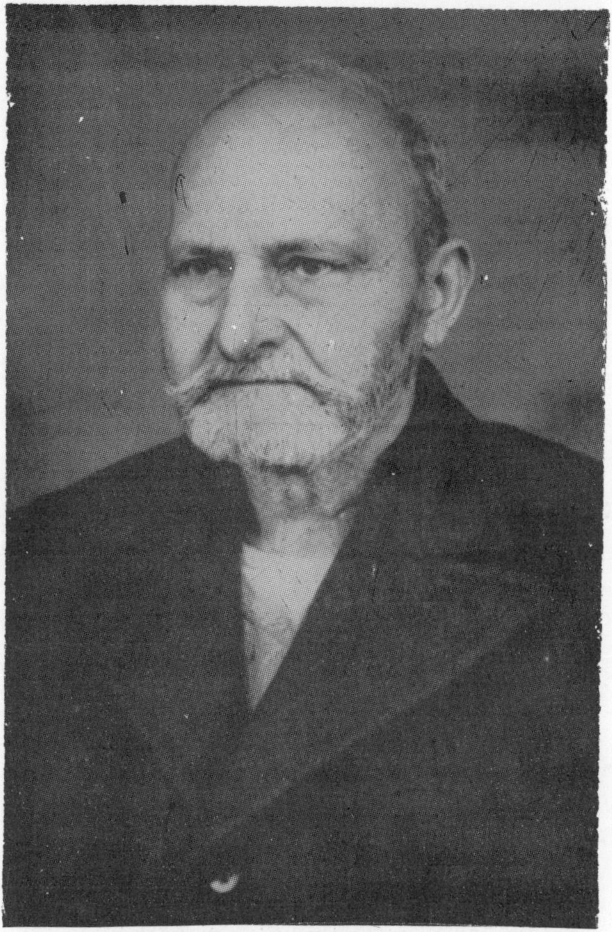

डा० यदुवीर सिन्हा, एम० डी० एस० (यू० एस० ए०)
सेवानिवृत प्रिंसिपल : दी सिन्हा होम्योपैथिक मेडिकल कालेज

भूमिका

हमारे होम्योपैथी के विद्यार्थियों और चिकित्सकों को चिकित्सा के प्रारम्भिक काल में बहुत-सी कठिनाइयों का सामना करना पड़ता है। होम्योपैथिक विज्ञान इतना अगाध है कि उसमें पूर्ण ज्ञान प्राप्त करने में अनवरत अध्ययन और धैर्यशील अध्यवसाय परमावश्यक है।

दो-तीन साल की कालेज की पढ़ाई में तो होम्योपैथ को सिर्फ इस विज्ञान की झांकी मात्र शिक्षा मिलती है। जब वह कालेज की शिक्षा के बाद इस क्षेत्र में जाकर प्रेक्टिस शुरू करने बैठता है तो वह अपने सामने पाता है; वह समाज जो एलोपैथिक और आयुर्वेदिक दवाओं का अभ्यस्त रहता है और नये चिकित्सक से आशा करता है कि वह शीघ्र अति शीघ्र रोग को दबा दे। रोगी बार-बार एलोपैथिक चिकित्सा द्वारा दबाये गये रोगों का दुष्परिणाम भोगता रहता है, फिर भी चाहता है कि उसका रोग शीघ्र दब जाय। होम्योपैथिक दवाओं में दबाने की शक्ति तो है ही नहीं; वह उलटे रोग को उखाड़कर जड़ से निर्मूल करने की चेष्टा करती है, और रोगी अज्ञानता और रोग वृद्धिजनित क्षणिक पीड़ा की असहनीयता के कारण होम्योपैथिक चिकित्सा छोड़कर इस चिकित्सा के और होम्योपैथिक डाक्टर के विरुद्ध बोलना शुरू कर देता है।

नया होम्योपैथ देखता है कि नीम हकीम भी इंजेक्शन लगाकर और एलोपैथिक पेटेंट दवाओं के बल पर जेब गरमा लेता है और वह अनवरत अध्ययन के बाद भी मक्खी मारता है तथा उसकी कद्र भी उतनी नहीं होती जितनी होनी चाहिए। उसके सामने अपनी तथा अपन परिवार की रोटी का प्रश्न भी रहता है।

अतः वह लाचार होकर होम्योयैथी के साथ-साथ एलोपैथी की शरण पकड़ता है और किसी पुरानी चिकित्सा प्रणाली के चिकित्सक का दलाल बन जाता है। वह इसी में तृप्त रहता है कि एलोपैथी द्वारा दिये गये नुस्खे

के अनुसार पेनसलीन आदि की सुई लगाकर कुछ पैसे कमा ले। धीरे-धीरे वह तरुण रोगों में एलोपैथिक दवाओं के जरिये काफी पैसा कमा लेने का प्रयत्न करता है। सच तो यह है कि आज एलोपैथिक दवाओं का प्रचार जितना इस प्रकार के तथाकथित होम्योपैथ करते हैं उतना कोई नहीं करता।

अब होम्योपैथिक बोर्ड बन चुका है। नये विधान के अनुसार कोई भी होम्योपैथ एलोपैथिक दवाओं का प्रयोग नहीं कर सकता और पकड़ा जाने पर उस पर कानूनी कार्रवाई होती है।

ठीक ऐसे ही समय में होम्योपैथी की ऐसी पुस्तक की आवश्यकता थी जो हमारे गुमराह भाइयों को एक प्रकाश, एक संबल, एक सहारा दे सके। यह पुस्तक उसी उदेश्य को सामने रखकर लिखी गयी है। होम्योपैथिक जगत का यह सर्वप्रथम और सफल प्रयास है।

इस मेटेरिया मेडिका में मूल अर्कों का खोजपूर्ण वर्णन किया गया है, जो एलोपैथिक दवाओं की अपेक्षा असाध्य और प्राणघातक रोगों में भी तुरन्त लाभ दिखाते हैं और स्थायी रूप से बीमारी को दूर करते हैं।

बाहरी मूल अर्क औषधियों का भी प्रस्तुत पुस्तक में वर्णन किया गया है। भीषण से भीषण रोगों में बाहरी दवाएं आग में पानी डालने वाली कहावत को चरितार्थ करती हैं।

पुस्तक के अन्त में रोग और उनकी दवाओं का अध्याय भी जोड़ दिया गया है ताकि पाठक को यह जानने में सहायता मिले कि किन-किन बीमारियों में किन-किन दवाओं का व्यवहार किया जाता है। कुल मिलाकर 288 औषधियों का वर्णन किया गया है।

तीस वर्षों की अपनी चिकित्सा और अध्ययन का निचोड़ मैंने प्रस्तुत पुस्तक में दिया है ताकि हमारे होम्योपैथिक चिकित्सकों के हाथ से अधिकाधिक जन-कल्याण हो सके। आशा है, अन्य पुस्तकों की भांति पाठक इस पुस्तक को भी उत्साह के साथ अपनाकर जन-कल्याण के अभियान में हमारे कंधे-से-कंधा और कदम से कदम मिलाते हुए चलने में गौरव का अनुभव करेंगे।

—यदुवीर सिन्हा

विषय-सूची

तृतीय भाग

होम्योपैथिक दवाओं का बाह्य प्रयोग

(Theory of External Treatment of Homoeopathy)

होम्योपैथिक दवाओं का बाहरी प्रयोग निम्न प्रकार से होता है—

(1) मदर टिंक्चर, 1x या 2x क्रम जैसा कि "समः समे समयति" का सिद्धान्त है।

(2) होम्योपैथी की सभी प्रकार की दवाएं आसानी से धोने के काम में, तेल या मलहम के काम में ला सकते हैं।

इनके बनाने की विधि निम्न प्रकार से है :

(i) तेल बनाने के लिए :—1 ड्राम मदर टिंक्चर Q+9 ड्राम ओलिव आयल (Oliv-oil) या ग्लेसरीन=10 ड्राम तेल बना।

(ii) मलहम बनाने के लिए—1 ड्राम मदर टिंक्चर Q+9 ड्राम वेसलीन=10 ड्राम मलहम बना।

(iii) लोशन बनाने के लिए :—1 ड्राम मदर टिंक्चर Q+9 ड्राम शुद्ध जल=10 ड्राम लोशन बना।

(iv) लिलिमेन्ट बनाने के लिए :—1 ड्राम मदर टिंक्चर Q+9ड्राम स्पिरिट (शुद्धकृत)+10 ड्राम ओलिव आयल=20 ड्राम लिलिमेन्ट बना।

ऊपर बताई हुई दवाएं रोग के लक्षण के अनुसार दिन में दो या तीन बार बाहरी रूप से प्रयोग की जा सकती हैं।

बाह्य रूप से व्यवहार करने वाले मदर टिंक्चर

(EXTERNAL TINCTURES)

1. **एसिड कार्बोलिक** (Acid Carbolic)—लेखक ने इस दवा को रामबाण ही पाया है, खासकर जल जाने पर, विसर्प रोग में 80 प्रतिशत लोग अच्छे होते हैं।

2. **एसक्यूलस हिप** (Aesculus Hip) –यह बवासीर (अर्श) में बहुत फायदा करती है।

3. **एकोनाइट नैप** (Aconite Nap)—यह दवा खासकर प्रदाहिक अवस्था अथवा स्नायू-शूल में लाभ करती है।

4. **अर्निका मौन्ट** (Arnica Mont)—सब प्रकार की चोटों में व्यवहार होती है।

5. **बेडिआगा** (Badiaga)—इस दवा से गिल्टी की सूजन में ज्यादा फायदा पहुंचता है।

6. **बैलाडोना** (Beladona)—यह दवा खासकर सूजन और जिसमें ज्यादा चमक हो, में व्यवहार होती है।

7. **बेलीस पेरेनिस** (Bellis Perennis)—यह दवा बाहरी रूप से सब प्रकार की चोट में फायदेमन्द है।

8. **ब्राइयोनिया** (Bryonia Alb)—यह दवा जब वात रोग में सूजन हो तो व्यवहार करनी चाहिए।

9. **कैलेंडुला** (Calendula)—यह दवा घाव में, कटने में, जहर वात एवं कैन्सर में ज्यादा लाभ करती है।

10. **कैपसीकम** (Capsicum)—इस दवा से प्रदाह अथवा सूजन में ज्यादा लाभ होता है।

11. **कार्डुअस** (Carduus)—यह यकृत रोग में लाभ करती है और 100 में 80 रोगी अच्छे होते हैं।

12. **कास्टिकम** (Causticum)—यह सब प्रकार के जलने पर लाभ करती है।

13. **सीयोनोथस एमर** (Ceanothus Amer)—यह प्लीहा के रोगी को बहुत ज्यादा लाभ पहुंचाती है।

14. **इचिनेसिया** (Echinacea)—यह सड़ते जख्म को साफ करने में लाभ करती है।

15. **इयूफ्रेसिया** (Euphrasia off)—आंख के हर प्रकार के घावों में लाभ पहुंचाती है।

16. **गौलथेरिया** (Gaultheria) —यह गठिया और वातव्याधि के दर्द में काम देती है।

17. **ग्राफाइटिस** (Graphitis)—यह चर्म सम्बन्धी रोगों में शीघ्र आराम करती है।

18. **गाइनोकार्डिया** (Gynocardia)—यह चर्म रोग में और कुष्ठ रोग में अधिक लाभ पहुंचाती है।

19. **हेमामेलिस विर्ग** (Hamamelis Virg)—वातव्याधि रोग में और सब प्रकार के खून निकलने में लाभ पहुंचाती है।

20. **हाइड्रास्टिस** (Hydrastis)—यह दवा जरायु के समय की सफाई में तथा जहरवात में एवं घावों को धोने में काम आती है।

21. **हाइड्रोकोटाइल** (Hydrocotyle)—यह फिलपांव में ज्यादा गुण करती है।

22. **हाइपेरिकम** (Hypericum)—यह दवा नस में अगर कोई चोट पहुंच जाये तो व्यवहार होती है।

23. **आयोडियम** (Iodium)—इस दवा के व्यवहार करने पर प्लीहा के प्रदाह और गण्डमाला के प्रदाह में ज्यादा लाभ पहुंचता है।

24. **क्रीयोजोट** (Kreosote)—यह दवा दांत के दर्द में अथवा दन्त-क्षय में ज्यादा काम देती है।

25. **लीडम पाल्स** (Ledum Pals)—यह छोटे-छोटे कीड़ों के काटने में अथवा चूहे के काटने में ज्यादा लाभ पहुंचाती है।

26. **मर्क-बीन-आयोड** (Merc-Bin-iod)—यह उपदंश में लाभ पहुंचाती है।

27. **फाइटोलका** (Phytollacca)—यह स्तन रोग में बहुत लाभ पहुंचाती है।

28. **प्लान्टेगो** (Plantago)—यह दांत के दर्द में लाभ पहुंचाती है।

29. **रडोडेन्ड्रोन** (Rhododendrone)—यह फोता बढ़ने पर शीघ्र लाभ करती है।

30. **रस टाक्स** (Rush Tox)—यह गठिया या वात रोग में लाभ पहुंचाती है।

31. **साइलिसिया** (Silicea)—यह दवा घावों को दबाने में काम करती है।

32. **सकुकम चक** (Skookum Chuck)—पामा (Eczema) आमवात या शीत-पीत से सैकड़ों आदमी आराम पा चुके हैं।

33. **सल्फर** (Sulpher)—इससे खुजली के सैकड़ों रोगी आराम पा चुके हैं।

34. **सिमफाइटम** आफ (Symphytum off)—यह दवा विशेषत: हड्डी की चोट में या हड्डी टूट जाने पर अधिक लाभ पहुंचाती है।

35. **टयमस कोमुनिस** (Tamus Communis)—यह ऐसा घाव जो नोचने से बढ़ गया हो अथवा शीतजनित हाथ-पैर में प्रदाह विशेष होने पर व्यवहार होती है।

36. **टेनरियम मार अर** (Tenrium Mar Uar)—यह नभसिका विशिष्ट, अर्बुद विशेष में अथवा जोकटी में लाभ पहुंचाती है।

37. **थूजा** (Thuja)—यह दवा सब प्रकार के घट्टा में काम करती है।

38. **अर्टिका युरेन्स** (Urtica Urens)—यह दवा जलने पर अथवा आमवात में लाभ पहुंचाती है।

39. **वेरेट्रम विर** (Veratrum Vir)—वात रोग में जब सूजन हो जाये तो इस दवा से ज्यादा लाभ होता है।

प्रथम भाग

मदर-टिक्चर मेटेरिया मेडिका

भीतरी प्रयोग की दवाइयां

एकलाइफा-इण्डिका

(Acalypha-Indica)

एकलाइफा—थाइसिस (तपेदिक) के रक्तस्राव के लिये एक बहुत ही प्रसिद्ध महौषधि है। थाइसिस में फेफड़े और पाकाशय से रक्तस्राव के लक्षणों में इसका सफलतापूर्वक व्यवहार होता है। इसकी चरित्रगत विशेषता यह है कि प्रातःकाल निकलने वाला रक्तस्राव चमकीला लाल होता है और सायंकाल को जो रक्तस्राव होता है उसका रंग काला और थक्का-थक्का होता है।

दूसरी चरित्रगत विशेषता यह है कि खाँसी रात में अधिक बढ़ती है, खांसते-खांसते रोगी तंग हो जाता है, छाती में तेज दर्द होता है और इस प्रकार फेफड़े पर अधिक बल पड़ने के कारण सुबह को चमकीला लाल रक्त का स्राव होता है।

लगातार रक्तस्राव होने से रोगी अत्यन्त कमजोर, रक्तहीन और दुबला-पतला हो जाता है।

तुलनात्मक विचार

फिक्कस रिलीजियोसा—इसका सभी द्वारों से निकलने वाला रक्त बहुत ही चमकीला लाल होता है। चाहे बीमारी का नाम कुछ भी क्यों न हो, इस लक्षण पर इस दवा का प्रयोग करने से आशातीत सफलता मिलती है।

ब्लुमिया-आडोरेटा—शरीर के किसी भी भाग से, खासकर जरायु के झोंक से बाढ़ जैसा रक्तस्राव होता है। सूखी, तीव्र खांसी के साथ उक्त प्रकार का रक्तस्राव होता है।

एकोनाइट—चमकीले लाल रक्तस्राव के साथ बेचैनी, घबड़ाहट, मृत्यु-भय, अत्यन्त प्यास और अन्तर्ज्वाला रहती है।

हेमामेलिस—शरीर के किसी भी भाग से काले रंग का पतला रक्त-स्राव और उस अंग में चोट लगने वाला दर्द होता है।

इपिकाक—चमकीला लाल रंग के रक्तस्राव के साथ लगातार मिचली का भाव बना रहता है।

फासफोरस—दही-सा जमने वाला पतले रक्त का स्राव, छाती में कमजोरी, दुबला-पतला व्यक्ति। 10 बजे रात को खांसी का दौरा तेज होता है।

शक्ति Q, 1x प्रत्येक तीन घण्टे में दें। कुछ आराम होने पर रोज चार खुराक 3 से 5 बूंद की मात्रा में।

एलेट्रिस फेरिनोसा
(Aletris Farinosa)

एलेट्रिस-फेरिनोसा—जरायु का एक महान् टानिक है। जरायु की सब प्रकार की गड़बड़ी को दूर कर यह जरायु को मजबूत बनाता है। जरायु से रक्तस्राव, चाहे वह दो मासिक स्रावों के बीच हो या महीने में कई बार हो, तो इस दवा के सेवन से जरायु से रक्तस्राव आना बन्द हो जाता है। जरायु से रक्तस्राव होने में जब रक्तस्राव जारी रहे, तब इस दवा के साथ पर्यायक्रम से हाइड्रास्टिन का सफल प्रयोग होता है। जब रक्तस्राव जारी रहे, तब हाइड्रास्टिन 2x प्रत्येक घण्टे में और एलेट्रिस Q प्रत्येक घण्टे में अदल-बदल कर देनी चाहिए। जब रक्तस्राव बन्द हो जाये तब रोज हाइड्रास्टिन 3x और एलेट्रिस 1x दो-दो खुराक देना चाहिए। हाइड्रा-स्टिन 2x दो बूंद की मात्रा में, 3x भी दो बूंद की मात्रा में और एलेट्रिस

Q, 5 बूंद की मात्रा में तथा 1x, 2 बूंद की मात्रा में देना चाहिये। प्रदर स्राव में एलेट्रिस Q, 5 बूंद की मात्रा में रोज दो खुराक अशोका जेनोसिया Q, 5 बूंद की मात्रा में रोज 1 खुराक और वाइवर्नम-ओपुलस Q, 5 बूंद की मात्रा में रोज 1 खुराक देनी चाहिये। जरायु की स्थानच्युति में लगातार एलेट्रिस Q, 5 बूंद की मात्रा में रोज 3 खुराक अधिक दिनों तक खिलाते रहना चाहिए। गर्भस्राव के समय एलेट्रिस-फेरिनोसा Q, 5 बूंद की मात्रा में प्रत्येक आधे घण्टे में वाइवरनम प्रूनस Q, 5 बूंद की मात्रा में प्रति आधे घण्टे में अदल-बदल कर देना चाहिये। ज्यादा दर्द होने पर पैसिफ्लोरा-इनकारनेटा Q, 1 ड्राम की खुराक में गर्म पानी के साथ देने से तुरन्त दर्द दूर हो जाता है। खून को जबर्दस्ती बन्द करने के लिए जिरेनियम-मेकुलेटम Q, 5 बूंद की मात्रा में प्रति 15 मिनट पर देना चाहिए।

कभी-कभी सुनिर्वाचित औषधि भी विफल हो जाती है और रोगी के परिवार वाले अधीर हो जाते हैं। ऐसी परिस्थिति में तुरन्त सफलता और यश प्राप्त करने के लिए इन दवाओं का सहारा लेना जरूरी हो जाता है। पीछे चुनी हुई होम्योपैथिक दवाओं के जरिये हम गर्भस्राव होने की प्रवृति को बन्द कर सकते हैं।

एवेना-सेटाइवा
(Avena-Sativa)

इस औषधि की क्रिया मस्तिष्क, स्नायु संस्थान और मांसपेशियों पर अधिक होती है।

शराब, अफीम, तम्बाकू और जर्दा मिला पान खाने के कारण स्नायविक दुर्बलता और धातु-दौर्बल्य में तथा नपुंसकता में इस औषधि से विशेष लाभ होता है। जिन रोगियों को किसी काम में मन नहीं लगता, थोड़ा भी चलने-फिरने से थकावट मालूम होती है और जो हमेशा लेटे रहना चाहते हैं तथा चिड़चिड़े हो जाते हैं, उनके लिए एवेना-सेटाइवा परम लाभदायक है।

जिन्हें बार-बार स्वप्नदोष हो जाता है, लिंग शिथिल हो जाता है, शीघ्रपतन की शिकायत रहती है, स्त्री-प्रसंग की इच्छा ही नहीं होती या लिंग में कड़ापन नहीं आता, उनकी इन सारी शिकायतों को दूर करने के लिए एवेना-सेटाइवा Q, 2 बूंद की मात्रा में रोज दो बार और डेमियाना Q, 3 बूंद की मात्रा में रोज 2 बार देने से धातु सम्बन्धी सभी प्रकार की गड़बड़ी दूर होकर रोगी की धातु और जननेन्द्रिय मजबूत हो जाती हैं।

अत्यंत स्त्री-सहवास, हस्तमैथुन की प्रवृति के कारण मानसिक दुर्बलता हो जाना, स्मरण-शक्ति की अत्यन्त कमजोरी, किसी विषय को पढ़ने-लिखने की इच्छा नहीं होना, किसी विषय पर चित्त एकाग्र नहीं होना और साथ ही शारीरिक दुर्बलता होने पर एवेना-सेटाइवा परम लाभकारी महौषधि है। इन लक्षणों में एवेना-सेटाइवा Q, 3 बूंद की मात्रा में रोज 2 खुराक और साथ ही अश्वगंधा Q, 2 बूंद की मात्रा में रोज 2 खुराक देने से आशातीत फल मिलता है। इस प्रकार यह दिमागी काम करने वाले विद्यार्थियों, शिक्षकों, वकीलों और वैज्ञानिकों के लिये एक महान् आश्चर्य-जनक टानिक के रूप में व्यवहार में लाया जाता है।

एवेना औरतों की भी उत्तम दवा है। अत्यन्त भोग-विलास के कारण स्त्रियों का स्नायु-मण्डल जर्जरित हो जाता है। ऐसी स्थिति में उन औरतों को अनिद्रा परेशान किये रहती है। एवेना-सेटाइवा Q, 3 बूंद की मात्रा में रोज 3 खुराक और रात में सोते समय पैसिफ्लोराइन-कारनेटा Q, 30 बूंद की मात्रा में गर्म पानी के साथ आधे-आधे घण्टे पर रोज 2 खुराक देने से एक सप्ताह में ही आशातीत फल मिलता है।

इसके अतिरिक्त औरतों का मासिक स्राव रुका हुआ हो, तलपेट एवं वस्ति-प्रदेश में भयानक दर्द हो, पेशाब में फास्फेट (सफेद पदार्थ) निकलता हो, कनपटी में दर्द हो, तो एवेना-सेटाइवा Q, 3 बूंद अशोका-जेनोसिया Q, 3 बूंद और पैसिफ्लोराइन-कारनेटा Q, 15 बूंद, तीनों को मिलाकर एक खुराक बनाना चाहिए। 1 औंस गर्म पानी में मिलाकर रोज तीन बार सुबह-शाम और सोते वक्त देने से आशातीत सफलता मिलती है। शर्त यह है कि लगातार एक महीने तक इस दवा का प्रयोग करते समय स्त्री या

पुरुष दोनों को पूर्ण ब्रह्मचर्य का पालन करना चाहिए तथा मादक द्रव्य और खटाई सख्त मना है ।

उपर्युक्त कारणों और लक्षणों के साथ-साथ कलेजे की तीव्र धड़कन में एवेना-सेटाइवा Q, 3 बूंद की मात्रा में रोज दो बार और क्रेटेगस-आक्सी Q, 3 बूंद की मात्रा में रोज 2 बार सेवन करने से आशातीत सफलता मिलती है। कलेजा पूर्ण मजबूत और निरोग हो जाता है।

लगातार सर्दी बनी रहना या बार-बार सर्दी होने की प्रवृति में 15 बूँद से लेकर 60 बूंद की मात्रा में रात और सुबह को रोज दो खुराक गर्म पानी के साथ सेवन करने से आशातीत फल मिलता है।

दुर्बलता के कारण चेहरा धंस गया हो, तो एवेना-सेटाइवा Q, 3 बूंद की मात्रा में रोज सुबह-शाम और अलफलफा Q, 30 बूंद की मात्रा में दिन और रात रोज भोजन के बाद दो बार सेवन करने से शरीर मजबूत और हृष्ट-पुष्ट हो जाता है।

इस प्रकार हम देखते हैं कि एवेना-सेटाइवा एक महान् टानिक है, धातु-दुर्बलता, स्नायविक दुर्बलता, शारीरिक कमजोरी वगैरह में इसका जितना व्यवहार होना चाहिए उतना व्यवहार नहीं होता।

शक्ति Q.

अलफलफा
(Alfalfa)

अलफलफा होम्योपैथिक जगत में एक महान् टानिक के रूप मेंविश्व-विख्यात महौषधि है। गर्भिणी स्त्रियों की रक्त-स्वल्पता, नितान्त दुर्बलता और शरीर के दुबलेपन में अमोघ महौषधि है। रोज भोजन के बाद 30 बूंद की खुराक में दूध या पानी के साथ देने से आशातीत सफलता मिलती है। प्रसव के बाद भी कमजोरी दूर करने के लिये इसी प्रकार इस दवा का प्रयोग करना चाहिये। प्रसव के बाद अलफलफा के साथ एलेट्रिस-फेरिनोसा Q, 3 बूंद की मात्रा में रोज सुबह-शाम दो बार प्रयोग

करने से शीघ्र ही स्त्रियों के भीतरी यंत्र, तंतु और मांसपेशियाँ मजबूत हो जाती हैं और किसी को मालूम भी नहीं होता कि प्रसव हुआ है, साथ ही दूध की मात्रा बढ़ जाती है और बच्चा भी सबल तथा निरोग रहता है।

किसी सांघातिक बीमारी के बाद अत्यन्त दुर्बलता, दुबलापन और भूख लगना जैसे लक्षणों में अलफलफा का व्यवहार होने से शरीर तुरंत ही सबल और हृष्ट-पुष्ट हो जाता है। धंसे हुए गाल पुष्ट होकर उभर आते हैं और उनमें लाली आ जाती है।

बिना किसी बीमारी के भी जो दुबले-पतले हो गये हों, जिनका चेहरा पीला हो गया हो, उनको अलफलफा का सेवन जरूर करना चाहिए। इससे उनका शरीर पुष्ट और निरोग हो जाएगा तथा उनके श्वेत रक्त-कणों में बाहरी रोग कीटाणुओं से लड़ने की प्रबल शक्ति प्राप्त होगी।

स्नायविक दुर्बलता के कारण जो हमेशा थका-थका जैसा महसूस करते हैं, किसी काम में जिनका मन नहीं लगता, जिनका जीवन दूभर प्रतीत होता है, वे अलफलफा का सेवन करने के बाद अपने में एक अपूर्व बल, एक स्फूर्ति और पौरुष का अनुभव करेंगे और जीवन आनन्ददायक प्रतीत होगा, बशर्ते कि जब तक इस दवा का सेवन करें, उन्हें पूर्ण ब्रह्मचर्य का पालन करना होगा, मादक द्रव्यों को सदा के लिये त्याग देना पड़ेगा और खटाई से परहेज रखना होगा।

अकुआ-टाइकोसिस

(Aqua-Ptychosis)

यह एक महान् पाचक है। अम्ल की शिकायत और कलेजे के आस-पास पाकाशय की जलन के लिए अद्वितीय महौषधि है। उदरामय, बार-बार पतले अनपच दस्त आने पर इस दवा का प्रयोग करने से पाचन शक्ति बढ़ जाती है और अतिसार में आराम हो जाता है। पेट में वायु-संचय होने से इस दवा का प्रयोग करने पर वायु शाँत हो जाता है। जिन्हें लगातार मदाग्नि, अजीर्ण की शिकायत घेरे रहती है, उन्हें इस दवा की Q,

5 बूंद की मात्रा में रोज 4 खुराक सेवन करने पर पाचन शक्ति बढ़ जाती है, भूख लगती है और पाखाना साफ होकर रोगी निरोग हो जाता है।

शक्ति Q.

एब्रोमा-आगस्टा
(Abroma Augusta)

सन् 1918-19 में डा० डी० एन० राय ने निरोग व्यक्तियों पर इस दवा की परीक्षा की थी। इससे जो उन रोगियों पर लक्षण पैदा हुए थे, उनका उल्लेख नीचे किया जा रहा है:

एब्रोमा के रोगी में अत्यन्त राक्षसी भूख रहती है। कितना भी खाता है, फिर भी भूख बनी ही रहती है। वह बार-बार खाने के लिये वाध्य हो जाता है; फिर भी दुर्बल होता जाता है। अगस्त ऋषि की तरह वह बार-दिन-बार प्रचुर मात्रा में पानी पीता है, फिर भी उसकी प्यास शाँत नहीं होती। रात बहुत परिमाण में पानी पीता और पेशाब करता रहता है। पेशाब पानी जैसा, चीनी मिला रहता है। कभी गंदा और मछली की गंध लिये पेशाब होता है।

रोज पाखाना नहीं होता। मल कड़ा, ढेला जैसा, सूखा, काला, गाँठ-गाँठ और बहुत जोर लगाने पर किसी-किसी दिन निकलता है।

अतिरजः और बाधक शूल की एब्रोमा एक महौषधि है। मासिक अनियमित, ठीक समय से बहुत पहले, कभी बहुत दिनों तक ऋतुस्राव जारी रहता है। ऋतुस्राव होने के एक-दो दिन पहले और स्राव होते समय भी तलपेट में अत्यन्त शूल-वेदना होती है। रोगिणी चीत्कार मारकर चिल्लाती-चीखती है। ऋतुस्राव चाहे परिमाण में कम हो या ज्यादा, लेकिन रक्त काला, थक्का-थक्का होता है, कभी-कभी पीला होता है।

हरित्पांडु-ग्रस्त दुबली-पतली लड़कियों के जरायु से पानी जैसा स्राव निकलना, मासिक के रूप में या प्रदर के रूप में, गुल्म वायु की अकड़न, मिचली कराना भी शामिल रहता है।

जरायु की गड़बड़ी, अनियमित ऋतुस्राव और अतिरजः में एब्रोमा Q, 4 बूंद की मात्रा में रोज तीन बार दें, साथ ही अशोका Q, 3 बूँद की मात्रा में रोज दो बार देना चाहिए।

बाधक ऋतु-शूल में दर्द के समय सर्वप्रथम पैसिफ्लोरा-इन्कारनेटा Q, 60 बूंद की मात्रा में गर्म पानी के साथ 1 खुराक देना चाहिये। इससे दर्द शांत हो जाएगा। इसके 2 घण्टे बाद एब्रोमा-आगस्टा या रेडिक्स Q, 5 बूंद की मात्रा में और जैंथोक्साइलम Q, 5 बूंद की मात्रा में प्रत्येक दिन गर्म पानी के साथ अदल-बदल कर प्रति एक घन्टे में देना चाहिए।

पूर्ण आरोग्यता के लिये महीने में 1 खुराक मेडोरिनम 10 हजार शक्ति की देनी चाहिये। इसके अतिरिक्त एब्रोमा-रेडिक्स Q, 5 बूंद की मात्रा में रोज दो बार और जैंथोक्साइलम Q, 5 बूंद की मात्रा में रोज 2 खुराक तथा अशोका-जेनोसिया Q, 5 बूंद की मात्रा में रोज एक बार देना चाहिए।

बहुमूत्र रोग में राक्षसी भूख; अगस्त ऋषि वाली प्यास और रावण जैसा पेशाब के लक्षण में एब्रोमा-आगस्टा Q, 5 बूंद की मात्रा में रोज दो खुराक और सिजीजियम-जैम्बोलिनम Q, 5 बूंद की मात्रा में रोज दो खुराक देने से आशातीत फल मिलता है।

एब्रोमा के रोगी को उक्त प्रकार की कब्जियत रहने पर Q, 5 बूंद की मात्रा में इस दवा का प्रयोग करना चाहिए, साथ ही रात में सोते समय कैस्टर-आयल एक औंस गर्म पानी में 5 बूंद की मात्रा में देने से कब्जियत दूर हो जाती है।

श्वास यंत्रों पर भी एब्रोमा की गहरी क्रिया होती है। तेज श्वास-प्रश्वास, छाती में धंसते जाने का भाव और कमजोरी, खांसते समय इतना जोर से छाती और दोनों बगलों में दर्द होता है कि रोगी को बाध्य होकर

छाती को दबाकर रखना पड़ता है। आसानी से बहुत परिमाण में उजला, पीला श्लेष्मा निकलता है। खाँसी का दौरा ठंडी हवा से शाम को और रात में बढ़ता है।

मानसिक-लक्षण—चिड़चिड़ा मिजाज, हमेशा उत्तेजित और क्रोधी स्वभाव। ध्यान किसी विषय पर एकाग्र नहीं कर सकता। बातचीत के समय उसका मन किसी दूसरी ओर चला जाता है। भुलक्कड़ स्वभाव, स्मरण-शक्ति की कमजोरी, जो चीज जहां रखता है वहीं भूल जाता है। अन्यमनस्यकता (Absent mindedness)।

प्रतिवाद सहन नहीं कर सकता। उसकी गलती पर उसे उचित जवाब देने पर वह आपे से बाहर हो जाता है।

चेहरा—पीला, मटमैला, झुर्रियों से भरा, पूर्व-कालिक वृद्धि की तरह गाल और ललाट पर लाल-लाल धब्बे, चेहरे पर पीले धब्बे और नाक पर घोड़े के जीन की तरह पीले दाग—(सीपिया)।

कलेजा—कमजोर, बहुत बेचैनी, जोर से कलेजा धड़कना, संचालन से वृद्धि। **गति नियमित, दुर्बल, मूर्छित जैसी।**

लिंग की शिथिलता, अंडकोष का फूल कर लटक जाना, नपुंसकता, कामेच्छा का अभाव, रतिक्रिया में असमर्थ। लिंगमुंड पर सफेद जख्म।

शक्ति Q, 1x·

एब्रोमा-रेडिक्स
(Abroma-Radix)

यह जरायु के लिए एक महान् टानिक है। शारीरिक और मानसिक लक्षण एब्रोमा-आगस्टा की तरह ही होते हैं। जरायु की गड़बड़ी में एब्रोमा-आगस्टा की अपेक्षा एब्रोमा-रेडिक्स ही ज्यादा असर करता है।

बाधक ऋतुशूल (Dysmenorrhoea) की बीमारी में रोगिणी के तलपेट और वस्ति-गह्वर में अत्यन्त तेज बेधने वाला दर्द होता है। ऋतु-स्राव के दो-एक दिन पहले से ही भयंकर दर्द होता है, रोगिणी जोर से

चिल्लाती-चीखती है, मानो प्राण संकट में हों। चाहे अतिरजः हो या अल्प रजः, दर्द सब में उसी प्रकार का होता है। रक्त काला और थक्का-थक्का, साथ ही हरित्पाण्डु रोग।

ऋतुशूल के समय और बाद को एब्रोमा-आगस्टा प्रकरण में वर्णित रीति से इस दवा का प्रयोग करने से आशातीत सफलता मिलती है।

तुलनीय—पल्सेटिला, वाइवर्नम-ओपुलस, वाइवर्नम-प्रूनस।

शक्ति Q, 1x.

अमालकी-आमला

(Amalki)

सूखे आमले के विचूर्ण से मूल अर्क तैयार होता है। इससे भी सरल और उत्तम प्रणाली यह है कि आंवले का रस निचोड़ कर उसी रस का समान भाग अल्कोहल में मिलाकर शीशी में रख दिया जाए। बस, मूल अर्क तैयार है।

स्वप्नदोष को दूर करने के लिये अमालकी Q, 5 बूंद की मात्रा में रोज तीन बार प्रयोग करने से आशातीत सफलता मिलती है। 1x या Q का निरन्तर सेवन करने से शरीर बलिष्ठ हो जाता है, धातु-दौर्बल्य दूर हो जाती है और शरीर में नई कांति आने लगती है। इसी क्रम में इसी प्रकार अमालकी का प्रयोग करने से सभी प्रकार की खांसी दूर हो जाती है, साथ ही जस्टीसिया-एधाटोडा Q, 3 बूंद की मात्रा में प्रयोग करना चाहिए।

अश्वगंध

(Aswagandha)

मनोमय कोषों पर अश्वगंधा की जबर्दस्त क्रिया है। यह दिमाग के लिए एक महान टॉनिक है।

किसी भी कारण से मानसिक जड़ता है, स्मरण-शक्ति का लोप हो जाना, बोध-शक्ति का ह्रास होते जाना, इत्यादि लक्षणों में जब मनुष्य का

दिमाग जड़ता की ओर अग्रसर होता जाता है, उस समय अश्वगंधा Q, 3 बूंद की मात्रा में रोज दो बार और एवेना-सेटाइवा Q, 3 बूंद की मात्रा में रोज दो बार प्रयोग करने से आशातीत सफलता मिलती है।

मांसपेशियां स्वाभाविक रूप से काम करना छोड़ दें और उनमें पक्षाघातिक अवस्था धीरे-धीरे बढ़ती जाय तो अश्वगंधा 2-3 बूंद की मात्रा में नित्य तीन बार प्रयोग करना चाहिए तथा साथ ही मांसपेशियां क्षीण होती जाने से इस दवा का प्रयोग करने से माँसपेशियां पुष्ट हो जाती हैं। नियमित रूप से इस दवा का प्रयोग करने से पूर्व-कालिक बुढ़ापा नहीं आता। जवानी और तन्दुरुस्ती को कायम रखने के लिए अश्वगंधा का नित्य सेवन अनिवार्य है।

ध्वज-भंग और वीर्य सम्बन्धी सभी प्रकार की गड़बड़ी में यह दवा जादू जैसा असर करती है। सर्वांगी दुर्बलता में इस दवा का अविरल सेवनकरने वाले में बिजली की तरह तुरन्त नव-शक्ति का संचार होता है।

पुरुषों की तरह औरतों के लिए भी अश्वगंधा एक महान टानिक है।

शक्ति Q, 1x।

अल्सटोनिया
(Alstonia)

यह मलेरिया की एक महौषधि है। कुनैन की अपेक्षा अल्सटोनिया (छतवन) बहुत ही ज्यादा शक्तिशाली दवा है। कुनैन की अपेक्षा अल्सटोनिया अति शीघ्र मलेरिया या सविराम-ज्वर को रोकता और स्थायी भाव से अरोग्यता प्रदान करता है। मलेरिया के बाद की कमजोरी में इस दवा का प्रयोग करने से शरीर शीघ्र ही सबल और कान्तिपूर्ण हो जाता है।

मलेरिया ज्वर का इलाज करते समय अल्सटोनिया Q, 5 बूंद की मात्रा में दो खुराक और क्विनिया-इंडिका Q, 5 बूंद की खुराक में दो खुराक नित्य देना चाहिए।

मलेरिया के साथ अतिसार, आमाशय, पाचन-शक्ति की गड़बड़ी को भी यह दवा दूर करती है जो कुनैन नहीं कर सकती ।

शक्ति Q, 1x.

एटिस्टा इण्डिका (सहौरा का पत्ता)
(Atista Indica)

सन् 1917 में डा० कालीकुमार भट्टाचार्य (आसाम में) ने सर्वप्रथम अपने ऊपर इस दवा का प्रयोग किया तथा उन्हें पूरी सफलता मिली थी।

तीन-दिवसीय सविराम ज्वर, जाड़ा, उत्तापावस्था में प्यास, जीभ में सफेद लेप, यकृत और प्लीहा में शाम को जलन, ये इस दवा के चरित्रगत लक्षण हैं।

सभी प्रकार का उदरामय, आंव मिला और खून मिला आमाशय, चाहे वह साधारण हो या सांघातिक, इस दवा के प्रयोग करने से आशातीत सफलता मिलती है ।

सूती और छोटे कृमि, नाक खोदना, नाभि के चारों ओर दर्द होना, कृमि-जनित उपसर्गों में जहाँ सिना भी विफल हो जाती है वहां इस औषधि से अवश्य ही शीघ्र फल मिलता है। गुदा-मार्ग में सूत कृमि के कारण तेज खुजलाहट होने पर इस दवा (टयूक्रियम) का प्रयोग रामबाण सदृश है।

'कब्ज और बवासीर के साथ कलेजे में जलन' इसका चरित्रगत लक्षण है।

वायु-विकार में डकार से क्षणिक आराम मिलता है। राक्षसी भूख, नींबू, माँस और दूध की प्रबल इच्छा। तरल पदार्थों से अनिच्छा।

अम्ल शूल, सब प्रकार का अजीर्ण, अनपच, वायु-संचय, खट्टा वमन, डकार, खाने के बाद भोज्य पदार्थ का वमन इत्यादि, पाकाशयिक विशृंखलता में यह दवा परम उपकारी है ।

शक्ति Q, 3 बूंद की मात्रा में ।

एटिस्टा-रेडिक्स (सहौरा की छाल)
(Atista-Radix)

सन् 1920 में डा० हरिदास पालित (लहेरियासराय) ने अपने ऊपर इस दवा की परीक्षा की थी।

सभी लक्षणों में इस दवा की क्रिया एटिस्टा-इण्डिका की तरह ही है, परन्तु रक्तामाशय, बच्चों की अकड़न, ज्वरातिसार, पेट में दर्द और कृमि की शिकायत में एटिस्टा-रेडिक्स ही अधिक लाभप्रद सिद्ध हुई है।

सविराम ज्वर में रेडिक्स की अपेक्षा इंडिका ही ज्यादा असर करती है।

शक्ति Q, 1x.

इगलफोलिया (विल्ब-पत्र)
(Aeglefolia)

शोथ रोग में इसका बहुत ही सफल प्रयोग होता है। सर्वांगी और स्थानीय शोथ में **नाड़ी का पूर्ण कोमल और नियमित** रहना चरित्रगत लक्षण है।

पलकों के ऊपर और नीचे पानी के थैले की तरह शोथ, हाथ-पैर और चेहरे का शोथ, साथ ही हृत्पिण्ड और यकृत की गड़बड़ी और नाड़ी पूर्ण कोमल और नियमित। सारे शरीर में 4 बजे दिन में दर्द होना (लाइको)।

इगलफोलिया के टायफायड में भी बैलाडोना की तरह प्रलाप, चेहरा और आंखें लाल और दिमाग में रक्त-संचय का लक्षण रहता है। भेद यह है कि इगलफोलिया की नाड़ी—पूर्ण, कोमल और अनियमित रहती है और बैलाडोना की नाड़ी—पूर्ण, कड़ी, तेज और टपकती रहती है।

सर्दी, ज्वर, स्वल्पविराम ज्वर में शरीर में शोथ, पेशाब रुका हुआ या पेशाब अल्प, अतिसार या कब्जियत रहती है। अतिसार रहने पर

निम्न शक्ति Q, 1x और कब्जियत रहने पर 3x शक्ति का प्रयोग करने से आशातीत सफलता मिलती है।

इन्फ्लुएंजा, न्युमोनिया और ब्रांकाइटिस में शोथ के साथ ज्वर, यकृत और प्लीहा का बढ़ जाना, साथ ही चेहरे पर, आंखों और तलहटी में जलन होना।

शोथ में इगलफोलिया Q, 5 बूंद की मात्रा में रोज दो बार और बोरेविया-डिफ्यूजा (पुनर्नवा) Q, 5 बूंद की मात्रा में रोज दो बार प्रयोग करने से आशातीत सफलता मिलती है।

धातु-दुर्बलता और ध्वज-भंग में इगलफोलिया 200 शक्ति की सिर्फ एक या दो खुराक से आशातीत सफलता मिलती है। जो अपनी कामेच्छा को हमेशा शान्त रखना चाहते हों, उन्हें इस दवा की Q, शक्ति 3 बूंद की मात्रा में नित्य सेवन करनी चाहिए। दो-चार खुराक खाने के बाद दवा बन्द कर देनी चाहिए। सप्ताह में किसी एक दिन तीन खुराक Q, 3 बूंद की मात्रा में सेवन करने से अति कामी पुरुष भी शान्त हो जाते हैं और इस प्रकार वे अपने ब्रह्मचर्य तथा चरित्र की रक्षा कर सकते हैं। साधु या साधु-प्रकृति के लोग इसकी Q, 5 बूंद की मात्रा में नित्य दो बार सेवन करें तो उनकी काम-इच्छा और काम-शक्ति नष्ट हो जाती है।

इगल-मारमेलस (बेल का गूदा)
(Aegle-Marmelos)

इस दवा को सर्वप्रथम डा० यदुवीर सिन्हा (लेखक) ने सन् 1929 ई० में सिन्हा होम्यो मेडिकल कालेज, लहेरियासराय में प्रयोग कर पूर्ण लाभ उठाया।

इगलफोलिया के सभी लक्षणों में इगल-मारमेलस भी समान रूप से लाभप्रद है।

अतिसार चाहे नया हो या पुराना, रक्तामाशय चाहे नया हो या पुराना, चाहे बच्चों में हो या बूढ़ों में, यह विशेष लाभदायक है। जहां

मार्क-सल या मार्क-कर भी विफल हो जाता है, वहाँ यह पूर्ण लाभ अति शीघ्र दिखाता है।

शक्ति Q, मात्रा उम्र के अनुसार प्रति खुराक में 5 बूंद से लेकर 20 बूंद तक इसका प्रयोग प्रति दो-तीन घंटे पर करना चाहिये।

एजाडिरेक्टा-इंडिका
(Azadirachita Indica)

सन् 1883 में डा० प्रतापचन्द्र मजूमदार तथा उनके शिष्य, बाबू उमेशचन्द्र बागची ने स्वस्थ शरीर पर इस दवा का प्रयोग किया था।

पुराने मलेरिया ज्वर की यह एक महौषधि है। यकृत और प्लीहा बढ़े रहते हैं।

शीतावस्था—तीसरे पहर थोड़ा जाड़ा देकर बुखार आता है।

उत्तापावस्था—आंख, चेहरा, हाथ-पैर में जलन, बाहरी ठंडी हवा से उपशम।

स्वेदावस्था—सिर्फ शरीर के ऊपरी भाग में पसीना, प्यासहीनता या थोड़ी प्यास।

कुनैन का अपव्यवहार होने के कारण मलेरिया की विकृति तथा पित्त विकार के साथ संध्याकालीन बुखार, उसके साथ खांसी और आँखों में जलन रहने पर यह दवा रामवाण है।

प्यासहीनता और जलन के उपसर्ग के साथ धातु-दौर्बल्य और सुजाक के साथ ज्वर में यह विशेष लाभप्रद महौषधि है।

पुरुष जननेन्द्रिय में प्रबल और अस्वाभाविक उत्तेजना रहती है। किसी-किसी की स्त्री-प्रसंग करने की शक्ति कुछ क्षीण हो जाती है।

तीसरे पहर मामूली सूखी खांसी के साथ आवाज फँस जाती है। थोड़ा-थोड़ा मासिक-स्राव होता है। लाल रंग का प्रदर-स्राव होता है। तलपेट में और वस्ति-गह्वर में दर्द होता है। बहुत दिनों तक रहने वाला सड़ा गंदा प्रसवांतिक स्राव।

कभी प्यासहीनता और कभी तेज प्यास, पानी पीने से अरुचि, तेज प्यास रहने पर बहुत देर तक प्रचुर परिमाण में पानी पीता है। कलेजे में जलन के साथ मुंह में पानी भर आना।

नाभि के चारों ओर अकड़न वाला दर्द मानो किसी ने हाथ से कसकर दबा रखा है। पेट के बल लेटने से उपशम। पाकाशय में वायु की गड़-गड़ाहट और बेचैनी का भाव।

कब्जियत—मल कड़ा, थोड़ा, गांठ-गांठ, ज्यादा परिणाम में मुलायम मल।

पित्तजनित सिर-दर्द—सिर चकराना, दाईं कनपटी में टपक का दर्द।

सल्फर और एनाकार्डियम की तरह सुपरिचित व्यक्तियों का भी नाम भूल जाना। स्मरण-शक्ति का बिल्कुल लोप हो जाना।

लाइकोपोडियम की तरह लिखने और बोलने में गलती कर बैठता है। अत्यन्त उदास, हतास और चिन्तित।

सम्बन्ध—रोहितक, सल्फर, लाइको, पल्स-चायना, रस-टाक्स, सिड्रन, और आर्सेनिक से समगुण सम्बन्ध है।

शक्ति Q 1x—.

असाई
(Asai)

सन् 1922 में डा० कालीकुमार भट्टाचार्य (गौरीपुर, आसाम) ने पहले-पहल इस दवा की परीक्षा की थी।

कालाजार में रक्त का पाखाना या रक्त मिला पाखाना होता हो, पेशाब में खून निकलता हो, तो उस समय इस दवा का प्रयोग करने से आशातीत फल मिलता है।

कालाजार की अन्तिम अवहेलित और सांघातिक अवस्था में हृदय कमजोर हो जाए, कलेजे की धड़कन बढ़ जाए, मस्तिष्क में विकार के

लक्षण पैदा हो जायें, तो उस समय इसका प्रयोग करने से रोगी आरोग्य की तरफ अग्रसर होता है और दूसरी दवा का प्रयोग करने से पूर्ण अरोग्य लाभ करता है।

ज्वर—हाथ-पैर ठंडे, भीतर-ही-भीतर जाड़े से कातर होते जाना, उत्तापावस्था नहीं के बराबर रहती है, विज्वरावस्था में बहुत पसीना, जरा भी भावावेश में आने पर पसीना निकलना, इसका निर्देशक लक्षण है।

पाखाना और पेशाब करते समय यकृत और प्लीहा में दर्द होना, इसका निर्देशक लक्षण है।

छाती में दबाव और श्वास का कष्ट। जोर से सांस लेने को रोगी बाध्य होता है। दायीं छाती में दर्द, पहले सूखी खांसी रहती है, पीछे खांसते-खांसते खांसी तेज हो जाती है, साथ ही मिचली और वमन भी होता रहता है। बलगम गाढ़ा व पीला रहता है।

पर्यायक्रम से कभी कब्जियत और कभी अतिसार। अतिसार के बाद रोगी नितान्त दुर्बलता के कारण सो जाता है। गंदे पानी की तरह मल, जिसमें सफेदी लिये पीला पदार्थ जमा रहता है। अनपच, मल, सफेद. श्लेष्मा मिला खून और आँव मिला मल, बिल्कुल खून का दस्त, काले रंग का मल।

इच्छा—ठंडी चीजें पीने की इच्छा, गाढ़ा गर्म हुआ दूध, दही, खट्टा-मीठा, नींबू, खटाई की इच्छा। पतला दूध और मांस से अनिच्छा।

मानसिक लक्षण—सोचता है कि भविष्य में कुछ अनिष्ट होगा। चिन्तित, उदास, व्याकुलता और मानसिक बेचैनी। पानी में तैरने और नाव पर सैर करने के सपने।

सम्बन्ध—अनुपूरक—हेमामेलिस।

तुलनीय—एकोनाइट, बेलाडोना, टेरिविन्थिना।

शक्ति Q 1x.

एकिरेन्थस-एसपेरालिन (लटजीरा)

(Achyranthus-Asperalin)

डा० एस० सी० घोष ने सबसे पहले इस औषधि का प्रयोग किया था। हैजा के समय के अतिसार और चर्म रोग में यह दवा विशेष लाभप्रद है।

चर्म पर लाल-लाल चकत्ते निकलते हैं और उनमें भयानक ज्वाला रहती है। जख्मों से बदबूदार स्राव निकलता है।

मल पानी जैसा पतला, पीला, दर्दरहित, अनजान में ही जल्दी-जल्दी बार-बार पाखाना होता है। मल-त्याग के बाद अत्यन्त दुर्बलता, अत्यन्त प्यास, वमन, नाड़ी क्षीण और पेशाब बंद रहता है।

पाकाशय में जलन और खट्टी डकार, कभी-कभी मिचली और वमन होता है। श्लेष्मा मिला पानी जैसा वमन होता है, आर्सेनिक की तरह अत्यन्त तेज प्यास रहने पर भी थोड़ा-थोड़ा पानी पीता है और पानी पीते ही तुरन्त वमन हो जाती है। आर्सेनिक की तरह ही ज्वाला, दुर्बलता और क्षीण नाड़ी रहती है, लेकिन आर्सेनिक की तरह बेचैनी नहीं रहती।

सिर चकराना, हाथ-पैर में दर्द वगैरह लक्षण भी पाकाशयिक गड़बड़ी के साथ रहती है।

सम्बन्ध—तुलनीय—आर्सेनिक-अल्बम।

शक्ति Q, 1x.

एण्डरसोनिया-रोहिटक

(Andersonia Rohitak)

सन् 1912 में डा० चन्द्रनाथ दास और डा० एस० एन० वरतियार ने, शेरपुर में, सर्वप्रथम अपने शरीर पर इस दवा की परीक्षा की थीं।

नये या पुराने मलेरिया ज्वर में 4 या $4\frac{1}{5}$ बजे शाम को जाड़ा देकर बुखार आता है। ज्वरावेश के पहले सिर में चक्कर आता है और रोगी

समझ जाता है कि ज्वर आने ही वाला है। उत्तापावस्था में हाथ-पैर, चेहरा, और आँख से तेज ज्वाला निकलती है। मुंह सूख जाता है, ठंडा पानी पीने की तीव्र प्यास और पानी पीते ही प्रबल मिचली पैदा हो जाती है। मुंह का स्वाद तीता, पसीना नहीं आता, यकृत और प्लीहा बढ़ा हुआ तथा उनमें दर्द, विज्वरावस्था और आराम करते समय प्लीहा और यकृत में दर्द इसका निर्देशक लक्षण है। नाड़ी पूर्ण उछलती हुई, विज्वरावस्था में भी इसी प्रकार की नाड़ी रहती है।

पाकाशय—वमन करने के समय पाकाशय में जलन, प्लीहा और पेट के ऊपरी भाग में जलन। सुबह और भोजन के समय पेट के ऊपरी भाग में जलन और भारीपन, ठंडा पानी पीने से मिचली।

उदर—मल-त्याग के समय सुबह और रात में ज्यादा वायुत्याग होना। पेट में वायु की गड़गड़ाहट और ज्वाला, बाईं बगल में दर्द पैदा होकर सारे शरीर में फैल जाता है।

मल सूखा और कड़ा, मल निकालने के लिये ज्यादा जोर लगाना पड़ता है। पाखाने के समय गले में सूखापन।

मन—ज्यादा क्रोधी स्वभाव, किसी विषय में चित्त की एकाग्रता नहीं रहती, पढ़ने या सोचने के समय मन इधर-उधर भटकता रहता है, स्मरण-शक्ति की नितान्त कमजोरी, लिखने में लाइको की तरह गलती करता है। चित्त विभ्रम, प्रातःकाल बिछौने से उठते समय आलस्य का भाव, तीता स्वाद, मुंह और गला सूखा, जीभ पर मैल।

नींद और स्वप्न—आधी रात से पहले नींद नहीं आती, जिन्दा या मृतक परिचित व्यक्तियों को स्वप्न में देखना, उनसे बातचीत करना, कई स्थानों में भ्रमण और ठंडे पानी से स्नान करने का स्वप्न देखना।

सम्बन्ध—तुलनीय—एजाडिरिक्टा-इंडिका, पल्साटिला, सल्फर, कालमेघ, ओल्डेन, लेंडिया-हार्बेशिया, चिरायता के साथ इसका समगुण सम्बन्ध है।

शक्ति Q, 1 x.

अशोका-जेनोशिया (अशोक)
(Asoka Janosia)

इस दवा को डा० महेन्द्रनाथ सरकार ने 1918 में होम्योपैथिक व्यवहार में लाये थे ।

अशोका औरतों के जरायु सम्बन्धी तमाम रोगों में बहुत ही लाभदायक सिद्ध हुआ है। शक्तिवृत रूप में यह दवा जरायु के महान टानिक के रूप में संसार भर में बड़ी ही ख्याति प्राप्त कर चुकी है। पुराना प्रदर, अनियमित ऋतुस्राव—अतिरज:, स्वल्परज:, रजोलोप, वाधक-शूल वेदना, अर्थात् स्त्री जननेन्द्रिय की सभी प्रकार की गड़बड़ी को दूरकर जरायु को निरोग और मजबूत बनाने में इसकी आश्चर्यजनक क्रिया होती है।

अचानक मासिक स्राव रुक जाने के कारण तलपेट से भीषण दर्द समूचे पेट में फैल जाता है, साथ ही कमर और सिर में भी भयानक दर्द रहता है। ऋतुस्राव होने से पूर्व वस्ति-प्रदेश में भयानक दर्द होता है। ऋतुस्राव पानी की तरह पतला, पीला या काला-काला होता है। सभी प्रकार के मासिक स्राव में दुर्गन्ध रहती है।

पुराने-से-पुराने श्वेत प्रदर के साथ बांझपन रहने पर ओवाटेस्टा 3x और एलेट्रिस-फेरिनोसा Q के साथ इस दवा का अदल-बदलकर प्रयोग करने से आशातीत सफलता मिलती है।

जरायु सम्बन्धी रोगों के कारण शरीर का दुबला-पतला और कमजोर हो जाना, रक्त-स्वल्पता, कलेजे का जोर से धड़कना, पेशाब करते समय असह्य जलन और गुल्मवायु की शिकायत होने पर अशोका से अमित लाभ होता है।

सूतिका ज्वर में तलपेट में तेज दर्द, अधिक दिनों तक टिकने वाला बहुत ही बदबूदार प्रसवान्तिक रक्तस्राव, साथ ही प्यास, दुर्बलता, सिर चकराना, अतिसार वगैरह लक्षण रहने पर अशोका से आश्चर्यजनक लाभ होता है।

कब्ज, भूख की कमी, शीतल जल पीने की प्यास, पेट फूलना, मिचली, दर्द, डकार, अतिसार के साथ ऋतु सम्बन्धी गड़बड़ी रहने पर अशोका से बहुत लाभ होता है।

मन—परिवर्तनशील स्वभाव, उदासी, रोगिनी अकेले में रहना चाहती है।

सम्बन्ध—स्वल्प रजः में पल्साटिला, अति रजः में सीपिया, अधिक शूल वेदना में सिमिसिफ्यूगा, कालोफाइलम, एब्रोमा-आगस्टा और प्रदर में ओकाटेस्टा, एलट्रिस-फेरिनोसा, बाइबर्नम-ओपुलस और बाइबर्नम-प्रूनस के साथ तुलनीय है।

शक्ति Q, 1x।

ब्लेटा-ओरिएंटेलिस
(Blatta Orientalis)

ईश्वरचन्द्र विद्यासागर और डा० डी० एन० राय (कलकत्ता) ने जनता में इस दवा का प्रचार किया।

स्नायविक और ब्रांकियल दमा के तीव्र दौरे के समय इस दवा का Q या 1x, 2x, 3x विचूर्ण, 10, 15 या 20 मिनट के अन्तर से क्रमशः 5 बूंद या 2 ग्रेन की खुराक में प्रयोग करने पर दमे का दौरा तुरन्त शांत हो जाता है। दो आक्रमणों के बीच में इस दवा का क्रमशः 6, 30 या 200 का व्यवहार करने पर रोग समूल नष्ट हो जाता है।

रक्त-प्रधान और हृष्ट-पुष्ट व्यक्तियों पर, टी० बी० के रोगियों में, तीव्र श्वास कष्ट रहने पर, विशेष उपकारी सिद्ध हुआ है।

ब्लेटा का प्रयोग करते समय वेसिलिनम 200 सप्ताह में एक खुराक देने से दमा नष्ट हो जाता है।

शक्ति प्रकोप के समय Q, 1x, 2x, 3x विचूर्ण और प्रकोप नहीं रहने पर 6, 30, 200।

ब्लूमिया ओडोरेटा (कुकरौंधा)
(Blumia Odorata)

डा० एन० एम० चौधरी, एम० डी० (कलकत्ता) ने अपने शिष्यों के साथ इस दवा की आंशिक परीक्षा की थी।

खूनी बवासीर में जब सल्फर, नक्स-वामिका, एलोज, इरीजियन और हेमामेलिस सुनिर्वाचित होने पर भी विफल हो जाते हैं, तब ब्लूमिया Q से आशातीत सफलता मिलती है। रोज 5 बूंद की मात्रा में तीन बार देना चाहिये।

रक्तमाशय और रक्तातिसार में एटिस्टा-रेडिक्स, इपिकाक, मार्क-कर के सदृश्य लक्षण रहने पर भी निष्फल हो जाने पर ब्लूमिया Q आश्चर्यजनक लाभ दिखाती है।

गर्भपात या गर्भस्राव से या उसके बाद जरायु से झोंक के साथ रक्तस्राव होने पर अन्य दवाओं के विफल होने पर इस दवा से आशातीत सफलता मिलती है।

शक्ति Q, 1x, 3x.

बोरेविया डिफ्यूजा (पुलाल पुनर्नवा)
(Boerhavia Diffusa)

डा० अघोरचन्द्र भादुड़ी, एम० एस०, ने सन् 1898 में कई शिष्यों के सहयोग से इस दवा की परीक्षा की थी।

बोरेविया-डिफ्यूजा Q सब प्रकार के शोथ की एक महौषधि है। चाहे शोथ सर्वांगी हो या स्थानीय, रोज 5 बूंद की मात्रा में इसकी Q शक्ति का प्रयोग करने से ज्यादा पेशाब होता है और शोथ पूर्णतः अच्छा हो जाता है।

शोथ के साथ निम्नांगों में आकस्मिक दर्द होने के कारण रोगी खड़ा नहीं हो सकता। पैर, घुटना और जांघ तक शोथ, पैर बहुत भारी, प्रत्येक

वर्षा ऋतु में शोथ और बेरी-बेरी का आक्रमण हो जाना इस दवा का चरित्रगत लक्षण है।

ऐसी हालत में इस दवा की Q शक्ति 5 से 10 बूंद की मात्रा में रोज तीन बार सेवन करने से शोथ और बेरी-बेरी सदा के लिये समूल नष्ट हो जाते हैं।

शोथ के साथ कलेजे का तेजी से धड़कना, कलेजे का कांपना और फड़फड़ाना, साँस लेने के लिये रोगी को मुँह फाड़ना पड़ता है और शारीरिक श्रम से इन सभी लक्षणों की वृद्धि हो जाती है।

शोथ के साथ पेशाब रुका हुआ, पेशाब थोड़ा, बूंद-बूंद निकलता है, मूत्राशय में दर्द होता है। इस दवा की Q शक्ति का रोज 5 बूंद की मात्रा में चार बार प्रयोग करने पर पेशाब प्रचुर मात्रा में निकलता है और शोथ आराम हो जाता है।

शक्ति Q, 1x·

बोरेविया-रिपेन्स (श्वेत-पुनर्नवा)

(Boerhavia-Repens)

शोथ वगैरह रोगों में बोरेविया डिफ्यूजा की तरह ही बोरेविया-रिपेन्स भी समान भाव से लाभप्रद सिद्ध हुआ है।

सर्वांगी या स्थानीय शोथ या बेरी-बेरी के साथ कलेजे का काँपना, तेज धड़कन, श्वास-कष्ट, मूत्ररोध या अल्प परिमाण में पेशाब होना इत्यादि लक्षणों में इस दवा की Q शक्ति 5 बूंद की मात्रा में तीन बार देनी चाहिये।

अगर ज्वर का भाव भी साथ ही रहे, तो इगलफोलिया Q पर्यायक्रम से 1 बूंद की मात्रा में रोज दो खुराक देनी चाहिये।

शक्ति Q, 1x।

बैम्बोनीनम (बंशलोचन)
(Bambooninum)

इस औषधि में कैलसियम ज्यादा मात्रा में पाया जाता है। जिस प्रकार कैल्केरिया-फास बच्चों की हड्डी पुष्ट करने, अतिसार, खाँसी, कमजोरी, धातु-क्षीणता वगैरह में अति लाभप्रद है, उसी प्रकार बैम्बोनीनम भी अति लाभप्रद है। फर्क यही है कि शक्तिकृत करने पर यह भारतीय औषधि कैल्केरिया-फास की अपेक्षा विशेष लाभप्रद सिद्ध हुई है।

शक्ति Q, 1x विचूर्ण प्रति दिन 3 मात्रा 3 ग्रेन की मात्रा में।

ब्यूफोरैना (बरसाती मेढ़क)
(Buforana)

हस्तमैथुन की आदत छुड़ाने के लिये ब्यूफो एक बेजोड़ दवा है। रोगी हमेशा हस्तमैथुन करने के लिए एकांत जगह की खोज करता रहता है।

हस्तमैथुन के कारण युवकों में मृगी और ध्वजभंग हो जाती है। निरन्तर Q शक्ति 5 बूंद की मात्रा में रोज तीन खुराक प्रयोग करने पर और साथ ही ओइनेन्थस-क्रोकेटा Q, 5 बूंद की मात्रा में रोज दो खुराक का सेवन करने पर ब्यूफो के रोगियों की मृगी आरोग्य हो जाती है।

अति हस्तमैथुन जनित ध्वजभंग में जहां फासफोरस, लाइको, एगनस-कैकटस निष्फल हो जाते है, वहां ब्यूफो Q, 5 बूंद की मात्रा में रोज तीन खुराक, साथ ही डेमियाना Q, 3 बूंद की मात्रा में रोज दो खुराक सेवन करने से औषधि सेवन-काल में ब्रह्मचर्य पालन करने से ध्वजभंग की शिकायत दूर हो जाती है।

ब्यूफो की मृगी की विशेषता यह है कि इसका दौरा विशेषकर रात में ही होता है। चाहे दौरे के समय नींद टूटे या नहीं टूटे।

आमाशय रोग के साथ सिर-दर्द, अनिद्रा और प्रलाप रहने पर ब्यूफो Q एक मात्र महौषधि है। Q, शक्ति की 5 बूंद की मात्रा प्रति

2 घंटे पर और पीछे प्रति 4 घंटे पर प्रयोग करना चाहिए। बाघी और स्तन के कैंसर में भी यह दवा बहुत ही उपयोगी सिद्ध हुई है। सभी प्रकार के आक्षेप और लकवा में हस्तमैथुन की आदत का इतिहास पाया जाए या वर्त्तमान में भी हस्तमैथुन की प्रबल-प्रवृति पायी जाए, तो ब्यूफो आश्चर्य-जनक लाभ दिखाता है। खासकर टकार और पक्षाघात के साथ अनिद्रा मौजूद रहे।

बच्चों की अकड़न के साथ चौंक उठने में बैलाडोना की तरह ही ब्यूफो भी लाभप्रद है। अन्तर यह है कि बैलाडोना, चेहरे की तमतमाहट, आंखों की लाली या विस्फारित नेत्र और ग्रोवा धमनी की टपक ब्यूफो में नहीं है।

अँगुलबेढ़ा में भी ब्यूफो ज्यादा फायदेमंद है। चोट लगने के बाद या एकदम अंगुलबेढ़ा का दर्द ऊपर की ओर ही बढ़ता जाता है। यही इसके दर्द की विशेषता है।

शक्ति Q, 1x·

ब्रायोफाइलम-केलिसिनम (हेमसागर)

(Bryophyllum Calycinum)

ताजे पत्ते का रस 1 भाग और अल्कोहल 1 भाग मिलाने से दवा का मूल अर्क तैयार होता है।

हैजे की प्राथमिक अवस्था में जब पतला दस्त और वमन शुरू होती है, उस समय इसकी Q, शक्ति की 5 बूंद की मात्रा में प्रत्येक वमन या प्रत्येक दस्त के बाद प्रयोग करने से हैजे का प्रकोप शांत हो जाता है या रोगी इससे बिल्कुल निरोग हो जाता है।

तरुण अतिसार में Q शक्ति की 5 बूंद की मात्रा में रोज चार खुराक प्रयोग करने से जल्द ही अतिसार दूर हो जाता है।

आमाशय चाहे खूनी हो या आंव मिला, खून निकले, तो इस दवा से तुरन्त आराम हो जाता है ।

शक्ति Q, 1x.

ब्रेन (मस्तिष्क)
(Brain)

पाकाशयिक विशृंखलता के कारण उत्पन्न सभी प्रकार के उपसर्गों में ब्रेन 3x का प्रयोग आशातीत सफलता प्रदान करता है। यकृत की क्रिया में शिथिलता आ जाना, पित्त का उचित मात्रा में निकलने के कारण उत्पन्न कब्जियत में काली-म्यूर की तरह ही ब्रेन भी आश्चर्यजनक लाभ दिखाता है। यह यकृत को उत्तेजना प्रदान करता है, पित्त का स्राव बढ़ जाता है, पाचन-शक्ति बढ़ जाती है और साफ दस्त आने लगता है तथा इनके कारण सभी उपसर्ग दूर हो जाते हैं।

ब्रेन स्नायु-मण्डल के लिए एक महान टानिक है। स्नायविक अवसन्नता के कारण रोगी हमेशा थका-थका महसूस करता है, किसी काम को करने की प्रवृत्ति नहीं रहती, हमेशा लेटा रहना चाहता है। इन उपसर्गों में ब्रेन 3x रोज चार बार प्रति बार एक टिकिया का प्रयोग करने से आशातीत सफलता मिलती है।

मानसिक क्लांति किसी भी कारण से हो, खासकर ज्यादा मानसिक परिश्रम करने के कारण, दिमाग के थक जाने और सुन्न हो जाने पर रोगी कोई भी दिमागी काम करना नहीं चाहता और चाह कर भी कर नहीं सकता। सोचने की शक्ति, स्मरण-शक्ति बिल्कुल कमजोर हो जाती है।

रोगी हमेशा उदास रहता है और क्रमशः मानसिक तथा स्नायविक क्लांति के बाद मृगी होने पर ब्रेन के प्रयोग से मृगी दूर हो जाती है।

टांसिल का ओपरेशन होने के बाद उत्पन्न सभी प्रकार के उपसर्गों में तथा गिल्टियों के निकाल देने के बाद की सभी प्रकार की शिकायतों को ब्रेन सम्भाल लेता है और रोगी के यकृत, स्नायु-संस्थान तथा मस्तिष्क को नया बल प्रदान करता है।

शक्ति Q, 3x.

बर्बेरिस-एक्विफोलियम
(Berberis Aquifolium)

पित्त विकार के साथ भीषण सिर-दर्द की यह एक महौषधि है। इस दवा की Q, शक्ति 3 बूंद की मात्रा में रोज तीन बार देना चाहिये। चेहरे की फुंसियों और बर्रे की यह एक आश्चर्यजनक महौषधि है। Q, शक्ति की 1 बूंद की मात्रा में रोज दो बार सेवन करना चाहिए।

शक्ति Q.

कार्डुअस-मेरिएनस
(Carduus Marianus)

कार्डुअस यकृत की सभी प्रकार की गड़बड़ी के लिये एक अद्वितीय महषौधि है तथा यकृत की गड़बड़ी के साथ होने वाले सभी उपसर्गों को दूर करने की इसकी अपार क्षमता है।

यकृत का बढ़ जाना, यकृत की वृद्धि के साथ प्लीहा का बढ़ जाना, पित्त का ठीक से न निकलना या पित्त का अधिक निकलना और इस वजह से उत्पन्न कामला की यह महान औषधि है। आंख, चेहरा, त्वचा, जीभ सभी का पीला हो जाना, पाखाना-पेशाब सभी पीले रंग का हो जाना। पित्त-पथरी, यकृत-प्रदेश का प्रदाह और उसमें दर्द के सभी उपसर्ग कार्डअस से दूर हो जाते हैं।

पित्त के ठीक से न निकलने पर उत्पन्न कब्जियत, किसी भी बीमारी में कब्जियत बनी हो, तो पुनिर्वाचित औषधि के प्रयोग के साथ-साथ बीच-बीच में कार्डुअस 1 या 1x शक्ति का प्रयोग करने से यकृत की शिथिलता दूर हो जाती है और पाखाना खुलकर होने लगता है तथा इससे अन्य बीमारियां भी तुरन्त ठीक हो जाती हैं।

कार्डुअस का पाखाना काला होता है। मल कड़ा, गांठ-गांठ, मिट्टी की तरह, पित्तरहित मल। पित्त-पथरी के बारे में डा० एम्बर्स का कथन है

कि चेलिडोनियम Q, और डा० बीर्जोस्की का कथन है कि कार्डुअस-मेरियेनम Q, का लगातार प्रयोग करने से पित्त-पथरी का शूल दुबारा नहीं होता, क्योंकि कार्डुअस में यकृत की सभी प्रकार की गड़बड़ी दूर करने की असीम क्षमता है ।

पित्त-पथरी को समूल दूर करने के लिये सिद्धहस्त डा० थेयर ने नीचे लिखी व्यवस्था से 20 वर्ष से भी अधिक दिनों में जितने रोगियों का इलाज किया है, सभी अच्छे हो गये हैं ।

चायना 6x, प्रति मात्रा 6 गोलियाँ रोज दो मात्रा, 10 खुराक तक । चायना 6x, प्रति मात्रा 6 गोलियाँ, हर तीसरे रोज 1 मात्रा, 10 खुराक तक । इस प्रकार प्रत्येक तीसरे, चौथे, पांचवें दिन पर एक मात्रा तब तक देते रहें जब तक महीने में 1 खुराक दवा खानी पड़े ।

इस प्रकार शत-प्रतिशत पित्त-पथरी निरोग हो जाती है ।

पित्त-पथरी से उत्पन्न पाण्डु रोग में कार्डुअस Q, रोज 3 खुराक 3 बूंद की मात्रा में प्रयोग करना चाहिये ।

शक्ति Q, 1x, 1.

सियेनोथस-अमेरिकेनस

(Ceanothus Americanus)

प्लीहा के लिये यह अद्वितीय महौषधि है । इसे प्लीहा से खास सम्बन्ध है । प्लीहा का बहुत बड़ा हो जाना, प्लीहा का नया या पुराना प्रदाह, बाईं कोख के भीतरी भाग में दर्द होना, अन्य उपसर्गों के साथ या उनके बिना प्लीहा का बढ़ जाना, उनमें दर्द और प्रदाह होना, इनमें सियेनोथस से आराम हो जाता है ।

इसके अतिरिक्त प्लीहायुक्त सविराम ज्वर और प्रचुर मात्रा में गाढ़े, पीले प्रदर के लिये भी यह एक अमोघ दवा है ।

शक्ति Q, 1x, बाहरी और भीतरी प्रयोग का प्रचलन है ।

क्रेटेगस-औक्सियाकैंथा

(Crataegus Oxyacantha)

डा० ग्रून (आयरलैंड) को हृदय की समस्त बीमारियों को आरोग्य करने की बड़ी ख्याति थी । दूसरे डाक्टरों के लाख आग्रह करने पर भी वे वे इसका रहस्य किसी को नहीं बताना चाहते थे । उनके देहान्त के बाद उनकी कन्या ने लोगों से बताया कि डाक्टर साहब क्रेटेगस नामक औषधि से हृत्पिण्ड की तमाम बीमारियों को आराम करते थे। अन्य डाक्टरों ने भी इस दवा की परीक्षा की तो सचमुच हृदय के तमाम रोगों में इससे आशातीत सफलता मिली ।

हृत्पिण्ड की यांत्रिक और क्रिया सम्बन्धी सभी प्रकार की गड़बड़ी को यह दवा जादू जैसे तुरन्त ठीक करती है। बीमारी अधिक-से-अधिक पुरानी क्यों न हो, साथ ही कमजोरी भी विद्यमान रहे तो इस दवा से अवश्य आरोग्यता प्राप्त होती है। हृत्पिण्ड का दर्द, कलेजे का तेजी से धड़कना, हृदय का बड़ा होना और उसका प्रसारण, तेज नाड़ी, क्षीण नाड़ी, अनियमित नाड़ी, सविराम नाड़ी, तेज श्वास का कष्ट इत्यादि सभी प्रकार की गड़बड़ी में क्रेटेगस एक अद्वितीय महौषधि है।

इसके मूल अर्क की 10 बूंद की मात्रा में रोज तीन बार इस दवा का प्रयोग करना चाहिये ।

इसके साथ अर्जुना Q, 5 बूंद की मात्रा में रोज दो बार प्रयोग करने से हृत्पिण्ड अत्यन्त निरोग और मजबूत बन जाता है। हृदय-शूल में असह्य दर्द । यह दर्द बायें हाथ और बाहु में फैल जाता है।

हृत्पिण्ड के वात रोग में भी इस दवा से अति लाभ होता है, लेकिन अगर वात दबा दिया जाने के बाद हृत्पिण्ड आक्राँत हो गया हो, तो वात का जो लक्षण था उसी के आधार पर इस दवा का भी प्रयोग करने से रोग का उन्मूलन हो जाता है।

शक्ति Q.

केक्टस-ग्रैंडिफ्लोरा

(Cactus Grandiflora)

हृत्पिण्ड पर इस दवा का सीधा असर होता है। हृत्पिण्ड में ऐसा मालूम होता है, मानो लोहे के हाथ से हृत्पिण्ड जकड़ लिया गया है। इस प्रकार की अनुभूति गले, छाती, मलद्वार, मूत्राशय, जरायु और योनि में होती है और लक्षण के साथ प्रबल अवसन्नता, दुर्बलता और शक्ति का एकदम ह्रास, हमेशा खिन्न और उदास तथा स्नायविक दर्द में यह दवा जादू जैसा असर दिखाती है।

शक्ति Q, रोज 5 बूंद की मात्रा में तीन खुराक।

कोकस-कैक्टी

(Coccus Cacti)

यह हूप खांसी और अकड़न की एक प्रधान दवा है। गले में सुरसुरी और ऐसा मालूम होना मानो केश या सूत की तरह कोई चीज अटकी हुई है। इस अनुभूति के साथ दम घुटने वाली खांसी, नींद के बाद ऐसी तेज खाँसी का दौरा होता है मानो दम घुट जाएगा और इसके बाद गाढ़ा, लसदार श्लेष्मा निकलता है।

इस लक्षण पर इस दवा की Q, या 1x शक्ति 3 बूंद की मात्रा में प्रत्येक दो घण्टे के अन्तर से प्रयोग करने पर खांसी का दौरा तथा दम घुटने का भाव शांत हो जाता है और लगातार इस दवा का प्रयोग करते रहने पर जड़ से खांसी में आराम हो जाता है।

हृतपिण्डि का अकड़ जाना और उसमें डंक मारने जैसा दर्द, साथ ही कलेजे से थक्का-थक्का रक्तस्राव होने पर इस दवा का प्रयोग करने से तुरन्त लाभ होता है। 1x, 1 बूंद की मात्रा में प्रत्येक 15, 30 मिनट पर दवा का प्रयोग करना चाहिये। साथ ही हृत्पिण्ड को पूर्णतः ठीक करने के लिये क्रेटगस Q, 5 बूंद की मात्रा में रोज दो बार देना चाहिये।

शक्ति Q, 1x।

कैस्टर आयल
(Castor Oil)

कैस्टर आयल को ही इसका मूल अर्थ मान लेना चाहिये। कड़ी से कड़ी कब्जियत को दूर करने के लिये रोज रात में 1 औंस पानी के साथ कैस्टर आयल 5 बूंद मिलाकर पिलाना चाहिये। सुबह को भी इसी प्रकार एक खुराक देनी चाहिये। जब पाखाना साफ होने लगे, तब सिर्फ रात में ही एक खुराक देनी चाहिए। जैसे-जैसे विशेष लाभ होता जाय, वैसे-वैसे दवा की मात्रा कम करते जाना चाहिये। यहां तक कि रोज रात में सिर्फ 1 बूंद की मात्रा में दवा का प्रयोग करते रहने से पुरानी से पुरानी कोष्ठबद्धत्ता की शिकायत दूर हो जाती है। यह डाक्टर सीताराम दास के अनुभव और आधार पर प्रमाणित हो चुका है।

बच्चों के आमाशय या रक्तामाशय में 1 औंस पानी के साथ 1 बूंद कैस्टर आयल प्रति 4 घण्टे पर 4 खुराक दीजिए। इससे सभी आंव, खून या मल साफ हो जाएगा। इसके बाद इगल-मारमेलस 5 बूंद की मात्रा में सेवन करने से बच्चों का पुराना-से-पुराना आमाशय आरोग्य हो जाता है। यह डा० यदुवीर सिन्हा के प्रयोग करने पर साबित हुआ था।

शक्ति-मूल रूप में रेंडी का तेल।

चपारो-अमारगोसा
(Chaparro Amargosa)

उदरामय में अगर सभी दवा निष्फल हो गयी हों, तो इस दवा का प्रयोग करना चाहिये। पुराने-से-पुराने अतिसार में भी यह दवा जादू जैसा असर दिखाती है।

इस दवा की शक्ति Q, 2 से 4 बूंद की खुराक में रोज 3-4 बार प्रयोग करनी चाहिये।

सिमिसिओ
(Cimicio)

जिस स्त्री को ऋतुस्राव की गड़बड़ी हो, उसे इस दवा की शक्ति Q, 3 बूंद की मात्रा में दिन में तीन बार देने से आशातीत सफलता मिलती है। अगर अशोका Q, के साथ पर्यायक्रम से दिया जाये तो सोने में सुगंध ही समझिये।

क्यूबेब (कबाब-चीनी)
(Cubeba)

गनोरिया की प्रथम प्रादाहिक अवस्था के बाद जब स्राव पीव की तरह गाढ़ा पीला हो और पेशाब करते समय मूत्रनली में ज्वाला हो, तब इस दवा का व्यवहार करने से आशातीत सफलता मिलती है।

इस दवा की Q, या 1x शक्ति 3 बूंद की मात्रा में रोज 4 बार प्रयोग करना चाहिये। इसके साथ वेसिकेरिया-कौम Q, 5 बूंद की मात्रा में रोज 3 बार सेवन करना चाहिय। बीच-बीच में थूजा 200 शक्ति की एक मात्रा का प्रयोग करने से गनोरिया निर्मूल हो जाता है।

शाक्त Q, 1x.

कॉलोफाइलम
(Caulophyllum)

झूठी प्रसव वेदना या क्षीण प्रसव वेदना में, जब बहुत देर लग रही हो और बहुत ही भीषण दर्द हो, गर्भस्राव की आशंका में जब नीचे ठेलने वाला अकड़न का दर्द हो, जरायु की कमजोरी के कारण बार-बार गर्भ-स्राव होने की प्रवृति; गर्भस्राव या प्रसव के बाद बहुत दिनों तक जारी रहने वाला प्रसवान्तिक स्राव, फूल का अटक जाना, अकड़न वाला बाधक ऋतुशूल, जब अल्प परिमाण में ऋतुस्राव हो, प्रचुर मात्रा में प्रदर स्राव इत्यादि बीमारियों में कॉलोफाइलम बहुत ही लाभकारी औषधि है।

विलम्बित प्रसव, नकली प्रसव और गर्भस्राव के समय कॉलो-फाइलम Q, 5 बूंद की मात्रा में एक औंस पानी के साथ प्रत्येक 10, 15,

30 मिनट के अन्तर में आवश्यकता अनुसार प्रयोग करने से आशातीत सफलता मिलती है।

फूल के अटक जाने पर भी इसी प्रकार इस दवा का प्रयोग करना चाहिये। अन्य उपसर्गों में Q या 1x, 2 से 5 बूंद की मात्रा में रोज चार खुराक इस दवा की प्रयोग करनी चाहिये।

शक्ति Q, 1x.

केनाबिस-सेटाइवा
(Cannabis Sativa)

गनोरिया की प्राथमिक और प्रदाहिक अवस्था में पतला थोड़ा स्राव, मूत्राशय में हल्का प्रदाह, ज्यादा जलन और चिलक मारने वाले दर्द के साथ रोगी पाँव को फैलाकर चलता हो, तो इस दवा की Q शक्ति 5 बूंद की मात्रा में या 1x शक्ति 2 बूंद की मात्रा में रोज 4 बार प्रयोग करना चाहिये। प्रदाह हल्का हो जाने पर थूजा 200, सप्ताह में 1 खुराक और नेट्रम-सल्फ 6x रोज तीन बार प्रयोग करने से गनोरिया निर्मूल हो जाता है।

दमे की बीमारी में जब रोगी सिर्फ खड़ा होकर ही साँस ले सकता हो। ऐसे लक्षण में इस दवा की 1x शक्ति को रोज 3 खुराक और ब्लेटा-ओरिएण्टेलिस Q, 5 बूंद की मात्रा में रोज दो बार सेवन करानी चाहिये।

शक्ति Q, 1x.

क्रोटन-टिग (जमालगोटा)
(Croton Tig)

जमालगोटा को तेल के कोल्हू में पेर कर तेल निकाल लीजिये। आधा ड्राम जमालगोटा के तेल में आधा ड्राम अल्कोहल मिलाने से मूल अर्क तैयार हो जाएगा।

कठिन कोष्ठवद्धता अर्थात् कब्जियत में इस दवा का मूल अर्क 1 बूंद, 1 औंस पानी के साथ सिर्फ 1 खुराक दवा खिला दीजिये और 12 घण्टे के लिये उपवास करा दीजिये। खूब खुलासा दो-चार पाखाना हो जाएगा। ज्यादा पाखाना होने लगे तो दही-भात खिला दीजिये। अगर पहली खुराक में दस्त न हो, तो दूसरी खुराक का प्रयोग कीजिये।

शक्ति Q.

कार्पस-ल्यूटियम

(Corpus Luteum)

ऋतु:रोग यानी मासिक स्राव बन्द हो जाने पर इस दवा का निरन्तर व्यवहार करने से ऋतुस्राव खुल जाता है। 3x शक्ति की प्रति खुराक 1 टिकिया के हिसाब से रोज 3 टिकिया सेवन करनी चाहिये। साथ ही अशोका-जेनोशिया Q, 5 बूंद की मात्रा में रोज 2 खुराक सेवन करनी चाहिये।

वाधक ऋतुशूल में प्रति दिन 3 टिकिया इस दवा की प्रयोग करनी चाहिये। ऋतुशूल के प्रकोप के समय एब्रोमा-रेडिक्स Q, 5 बूंद की मात्रा में, जैंथो-क्लाइलम Q, 5 बूंद की मात्रा में प्रत्येक एक-एक घण्टे के अन्तर से प्रयोग करना चाहिये, साथ ही कार्पस-ल्यूटियम की 1 टिकिया भी दो-दो घण्टे के अन्तर से बीच-बीच में देनी चाहिए। अगर दर्द असह्नीय हो तो पैसिफ्लोरा-इनकारनेटा Q, 6 बूंद दवा 1 औंस गरम पानी में मिला कर पहले ही देनी चाहिए, फिर इस दवा का प्रयोग करना चाहिए।

मासिक स्राव की गड़बड़ी के साथ स्नायविक अवसन्नता और स्नायु-शूल में भी इस दवा से आश्चर्यजनक लाभ होता है। हरित्पाण्डु रोग और बांझपन में भी इस दवा से अति लाभ होता है।

गर्भावस्था की मिचली में भी इस दवा का प्रयोग सफल सिद्ध हुआ है।

जिन्हें बार-बार गर्भस्राव हो जाता है, उन्हें एलेट्रिस-फेरिनोसा Q, के साथ पर्याय-क्रम से इस दवा का प्रयोग करने से गर्भस्राव की प्रवृति बन्द हो जाती है और स्त्रियां जिन्दा बच्चा प्रसव करती हैं।

शक्ति 3x, टेबलेट के रूप में।

कैम्फर
(Camphor)

कॉलरा सिक्का में जब रोगी को कै-दस्त नहीं होता और शरीर बिल्कुल ठंडा, चेहरा नीला और नाड़ी क्षीण होकर रोगी मुर्दा-सा हो जाता है, उस समय कैम्फर Q, 5 बूंद की मात्रा में चीनी के साथ प्रत्येक 5, 10, 15 मिनट पर प्रयोग करने से रोगी में प्रतिक्रिया शुरू होती है और वह मौत के मुख से बचा लिया जाता है।

हैजे की प्राथमिक अवस्था में ही जब कै-दस्त होना शुरू होता है, उस समय ऊपर बताये तरीके से इस दवा का प्रयोग करने से हैजा तुरन्त शांत हो जाता है और बीमारी आगे नहीं बढ़ने पाती।

हैजा एकाएक शुरू हो जाता है, बीमारी तुरन्त उग्र रूप धारण कर लेती है। बीमारी की शुरुआत में ही रोगी अवसन्न हो जाता है, त्वचा ठंडी और नीली, फिर भी ढांकना नहीं चाहता, अत्यन्त ही दुर्बलता और बेहोशी की तरफ बढ़ते जाना, साथ ही मिचली और कै; पेट के अन्दर ज्वाला और भयानक वेदना रहने पर यह दवा अमृत के तुल्य काम करती है।

हिमांग अवस्था में स्पिरिट-कैम्फर की त्वचा में मालिश करने से भी लाभ होता है।

सर्दी की पहली अवस्था में जब देह में सर्दी थोड़ी मालूम हो और नाक से पानी गिरे, तो चीनी में 1 बूंद की मात्रा में कैम्फर Q, देने से फायदा होता है।

पीत-ज्वर में भी तेज जाड़ा और कंपकंपी होने पर कैम्फर Q, का 5 बूंद की मात्रा में प्रत्येक 5 मिनट पर तीन खुराक खिलाने से तुरन्त शरीर में गर्मी आ जाती है।

खसरे की बीमारी में सर्वांग शरीर ठंडा और नीला हो जाए, बहुत सुस्ती और पतन की अवस्था प्राप्त होने पर कैम्फर Q, 1 बूंद की मात्रा में बार-बार खिलाना चाहिये।

वात ज्वर में बदन का ताप 105^0 F से अधिक होने पर कैम्फर Q का प्रयोग करने से ज्वर कम हो जाता है और कलेजे पर आघात नहीं होने पाता।

हिस्टीरिया की बेहोशी में कैम्फर Q या मस्कस Q या एमोनिया नाक के पास रखने से रोगी जल्द होश में आ जाता है।

बच्चों की अकड़न-जनित मूर्च्छा में भी कैम्फर Q सुंघाने से बच्चा होश में आ जाता है।

किसी भी रोग में नाड़ी की गति मन्द होते ही कैम्फर Q शीघ्र-से-शीघ्र तीन-चार मात्रा, प्रति मात्रा 5 बूंद की खुराक में चीनी या शुगर ऑफ मिल्क के साथ खिलाने से नाड़ी पलट जाती है और सबल हो जाती है।

नया हृद-अन्तर्वेष्ट-प्रदाह (Acute endocarditis) में कैम्फर Q भी डिजीटेलिस या क्रैटेगस की तरह प्रभावी रूप में कार्य करता है।

दंतशूल के समय दर्द वाले दाँत में कैम्फर Q मलने से थोड़ी देर के लिये दंतशूल में लाभ होता है।

ग्रीष्म-ऋतु के उदरामय या सर्दी से पैदा हुये अतिसार में या एकाएक नया उदरामय शुरू हो जाने पर जाड़े, कंप, पाकस्थली में दर्द, हाथ-पैर और मुंह ठंडा हो जाने पर कैम्फर Q, 5 बूंद की मात्रा में हर दस्त के बाद एक खुराक खिलाने से सिर्फ 3-4 खुराक दवा खिलाने से उदरामय बन्द हो जाता है।

मूत्रनली के आक्षेपिक संकोचन में पहले स्पिरिट-कैम्फर Q, दो बूंद की मात्रा में 5-7 मिनट के अन्तर से प्रयोग करनी चाहिये।

मूत्ररोध में जलन और तकलीफ के साथ एकाएक पेशाब रुक जाने पर स्पिरिट-कैम्फर Q, 3 बूंद की मात्रा में प्रत्येक 10-15 मिनट के अन्तर से प्रयोग करनी चाहिये।

जलन और तकलीफ के साथ एकाएक मूत्र-कृच्छता होने पर स्पिरिट-कैम्फर Q, बूंद की मात्रा में चीनी या बताशे के साथ 10-15 मिनट पर देने से पेशाब साफ होने लगता है और तकलीफ दूर हो जाती है।

कमजोर जननेन्द्रिय वाले अगर 5 बूंद की मात्रा में 3-4 खुराक कैम्फर Q, खा लें तो उनके लिंग में उत्तेजना आती है और अगर लगातार इसका सेवन किया जाय तो ध्वजभंग हो जाता है।

शक्ति Q.

सिसालपेनिया-बांडुसिला या क्विनिया-इण्डिका (कंठ करंज)

(Ceasalapania Bondusila or Quinia Indica)

मलेरिया बुखार में यह कुनैन की अपेक्षा अधिक लाभप्रद औषधि है।

सविराम ज्वर में विज्वरावस्था, शीतावस्था, उत्तापावस्था और पसीने की अवस्था, सभी में आँख से आग की तरह ज्वाला निकलती है जो ठंडे पानी के प्रयोग से आराम पाती है। बहुत थोड़ी देर के लिये चेहरा, गर्दन, कंधा और छाती पर पसीने की बूंदें उतर आती हैं। विज्वरावस्था में रोगी बहुत ही कमजोर हो जाता है और चुपचाप आँखें बन्द किये पड़ा रहता है। उत्तापावस्था में प्यास।

यकृत और प्लीहा बढ़े रहते हैं और ज्वरावेश के पहले प्लीहा तथा यकृत में कभी-कभी दर्द होता है। भात और मांस खाने की प्रबल इच्छा होती है।

ज्वर आने का कोई निश्चित समय नहीं है, फिर भी सुबह 8 से 10 बजे और दिन में 2 से 4 बजे तक ही ज्यादातर बुखार आता है।

इन लक्षणों के अतिरिक्त भी सविराम ज्वर में इस दवा से तुरन्त लाभ होता है।

शक्ति Q, 5 बूंद की मात्रा में रोज 3 खुराक और 1 x शक्ति, 2 बूंद की मात्रा में रोज 3 खुराक खिलानी चाहिये।

जेन्सियाना चिरायता (चिरायता)

(Gentiana Chirata)

डा० कालीकुमार भट्टाचार्य (आसाम) ने सन् 1925 में सर्वप्रथम इस दवा की परीक्षा की थी।

नये और पुराने सविराम ज्वर में, सुबह को आने वाले ज्वर में बहुत जोरदार जाड़ा लगता है, बहुत देर तक जाड़ा लगता ही रहता है। उत्तापावस्था 3-4 घण्टे तक रहती है, इस अवस्था में थोड़ी-थोड़ी प्यास रहती है। उत्तापावस्था के शुरू होने के पहले से ही मिचली और वमन होता है।

ज्वर के शुरू से अन्त तक आंखों से ज्वाला निकलती है और जो बुखार तीसरे पहर आता है उसमें 2 से 4 बजे तक मन्द ज्वर आता है, जिसमें जाड़ा नहीं के बराबर रहता है और गर्मी भी नाममात्र की ही रहती है, लेकिन आँख से ज्वाला निकलने का लक्षण मौजूद रहता है।

शक्ति Q, 1x, 5 बूंद की मात्रा में रोज 3 बार।

कैरिका पेपेया (पपीता)

(Carica Papaya)

डा० डी० एन० राय (कलकत्ता) ने सर्वप्रथम इस दवा की परीक्षा की थी।

रोज कई बार थोड़ा-थोड़ा अनपच पाखाना होता है। यकृत प्रदेश में दर्द, आंख का श्वेत.पटल पीला, जीभ पर उजला लेप चढ़ा हुआ, दूध और मांस नहीं पच सकता।

यकृत और प्लीहा बढ़े हुए, थोड़ा भी दूध और मांस खाने से इनमें दर्द शुरू हो जाता है।

इस दवा का 1x विचूर्ण मन्दाग्नि और अनपच, दस्त के साथ प्लीहा और यकृत की शिकायत को 3 ग्रेन की मात्रा में रोज तीन बार देने से दूर कर देता है।

मन्दाग्नि और अजीर्ण के रोगियों को 1 खुराक खाने से आधा घंटा पहले और दूसरी खुराक भोजन के 15 मिनट के बाद देने से अति लाभ होता है।

क्लेरोडेन्ड्रोन-इन्फारचुनेटा (भाँट)

(Clerodendron Infortunata)

पुराने सविराम ज्वर में यकृत और प्लीहा बढ़े हुए, तीसरे पहर मन्द ज्वर, आँखों में जलन, भूख की कमी, कब्जियत और अनपच, मिचली, मुंह में पानी भर आना तथा बच्चों के कृमि रोग में अतिसार, पतले फेन-भरे दस्त, जी मिचलाना, मुंह में पानी भर आना इत्यादि उपसर्गों में यह दवा पूर्णतः सफल सिद्ध हुई है।

शक्ति Q, 1x रोज 5 बूंद या 3 बूंद की मात्रा में तीन बार।

सिफालेण्ड्रा इण्डिका (कंदूरी)

(Cephalandra Indica)

कंदूरी की जड़, पत्ते, छाल, फूल और फल याने पंचांग को विचूर्ण कर बराबर भाग में अल्कहल मिलाने से मूल अर्क तैयार होता है।

आंव और खून मिले आमाशय में, हरे रंग के दस्त, आँव, पित्त, खून या बिना खून के दस्त के साथ नाभि प्रदेश में दर्द और कूथन के लक्षण में यह दवा आश्चर्यजनक लाभ दिखाती है।

अत्यधिक पित्त के कारण हाथ-पैर में असह्य जलन, पित्त प्रकोप के कारण सिर-दर्द और धूप लगने के कारण सिर-दर्द।

पुराने सविराम ज्वर में हाथ-पैर, चेहरा और आँखों में तीव्र ज्वाला।

इन लक्षणों में इस दवा की Q, शक्ति, 5 बूंद की मात्रा में या 1x शक्ति 2 बूंद की मात्रा में रोज तीन बार व्यवहार करने से आशातीत लाभ होता है।

शक्ति Q, 1x.

कोलियस-एरोमेटिकस (पाषाणभेदी पथरचूर)
(Coleous Aromaticus)

इसके पत्तों के रस में समान भाग अल्कोहल मिलाने से इसका मूल अर्क तैयार होता है।

मूल यन्त्रों पर इस दवा की प्रधान और सफल क्रिया होती है। जब गुर्दे में पेशाब बनता ही न हो और अगर बन गया हो तो निकलता ही न हो, रुका हो, दाहिनी मूल ग्रन्थि में दर्द, पेशाब करने के समय और बाद जलनयुक्त दर्द हो, तो इस दवा का मूल अर्क 5 बूंद की मात्रा में प्रति 10-15 मिनट के अन्तर से प्रयोग करने से पेशाब प्रचुर मात्रा में निकलने लगता है।

हैजा या किसी बीमारी में पेशाब बन्द हो जाने पर इस दवा की Q, शक्ति, 10 से 30 बूंद की मात्रा में हर 10 मिनट पर प्रयोग करने से शीघ्र लाभ होता है।

मूत्राशय से श्लैष्मिक झिल्ली निकलना, पशाब में लाल बालू के कण और रक्तस्राव, गनोरिया, मूत्रग्रंथि का प्रदाह और मूत्राशय के प्रदाह में यह दवा महौषधि है।

शक्ति Q, 1x.

कोलियस-मालाबारिकस
(Coleous Malabaricus)

यह दवा मालाबार और ईस्ट-इंडीज में पायी जाती है। कोलियस स्कूटिलैरियड्स मध्य भारत में पायी जाती हैं। ये दोनों दवाएँ आमाशय

रोग में विशेष लाभकारी हैं। Q, शक्ति 3 बूंद की मात्रा में प्रति 4 घण्टे पर पाकाशय की गड़बड़ी में, अनपच, पतले दस्त और वायु-विकार में 1x शक्ति की दवा 2 बूंद की मात्रा में रोज तीन बार देनी चाहिए।

शक्ति Q, 1x.

सिडन-डैक्टीलोन (चूर्वा)

(Cynodon Dactylone)

संपूर्ण घास और जड़ के रस में समान भाग अल्कोहल मिलाने से इसका मूल अर्क तैयार होता है।

पेशाब में खून निकलना, रक्त-वमन, खांसी में रक्त निकलना, जरायु से रक्त निकलना, अति रजः, खूनी बवासीर अर्थात् किसी भी भाग से रक्त-स्राव होने पर यह दवा विशेष उपकारी सिद्ध हुई है।

इस दवा की 1x दो बूंद की मात्रा में या Q, 5 बूंद की मात्रा में आवश्यकता अनुसार 15 मिनट से लेकर 4 घण्टे का अन्तर देकर प्रयोग करनी चाहिए।

शरीर का कोई भाग कट जाने पर वहां पानी से धो देने पर इस दवा की Q, शक्ति रुई के फोहे में मिलाकर जखमी स्थान में लगा देने से तुरन्त रक्तस्राव बन्द हो जाता है।

पुराना ज्वरातिसार, आमाशय और उनके साथ स्थानीय या सर्वांगी शोथ रहने पर इस दवा के प्रयोग से अति लाभ होता है। पेशाब बन्द हो जाना, पेशाब निकलने में तकलीफ।

गोण उपदंश की यह महौषधि है। रक्तरोधक शक्ति के अलावा यह बलवर्द्धक भी है।

शक्ति Q, 1x.

कैलोट्रोपिस-गाइजेंसिया (मदार)
(Calotropis Gigantia)

डा० इ० बी० इवाट (डब्लिन) ने सर्वप्रथम अपने स्वस्थ शरीर पर इस दवा की सन् 1872 की परीक्षा की थी।

उपदंश जनित अनेक प्रकार के घाव और चर्म पर कई प्रकार के उद्भेद में इस दवा के प्रयोग से अति लाभ होता है।

शीत प्रधान सविराम ज्वर में असह्य जाड़ा, शरीर ठंडा लेकिन चेहरा और माथा गर्म रहता है, गालों पर आग से जला देने वाली ज्वाला, जाड़े के साथ ही पर्याय-क्रम से पसीना होता है। इस प्रकार के सविराम ज्वर की भी यह अमोघ औषधि है।

शक्ति Q, 1x.

केलोट्रोपिस-लेक्टम (अकवन या मदार का दूध)
(Calotropis Lactum)

केलोट्रोपिस-गाइजेन्सिया के चरित्रगत लक्षण रहने पर भी जहाँ वह निष्फल हो जाता है, वहाँ इस दवा से शीघ्र ही आशातीत सफलता मिलती है।

वमन, पतले दस्त, दाँत में दर्द, प्लीहा का बढ़ना, अनेक प्रकार की नेत्र-पीड़ा और चर्म रोगों में इस दवा की उपयोगिता सिद्ध हुई है।

शक्ति Q, 1x, एक बूंद की मात्रा में।

कैन्थारिस
(Cantharis)

कैन्थारिस Q, प्रति खुराक 5 बूंद के हिसाब से रोज तीन खुराक खाने से शिथिल लिंग में कामोत्तेजना होती है, लेकिन लगातार इस दवा का प्रयोग करने से ध्वजभंग हो जाता है।

शक्ति Q, 1x.

सिमिस्सिफ्यूगा
(Cimicifuga)

जिन औरतों को बार-बार मरा हुआ ही बच्चा होता है, उन्हें गर्भावस्था के तीसरे महीने से सिमिसिफ्यूगा Q, प्रति मात्रा 2 बूंद के हिसाब से रोज 1 मात्रा सेवन करने से निश्चय ही जिन्दा बच्चा पैदा होता है।

ऋतुस्राव के समय स्राव होने पर सभी लक्षणों का बढ़ जाना, इस लक्षण में इस दवा का 1x, 1 बूंद की मात्रा में प्रति 3 घण्टे पर एक मात्रा का प्रयोग करना चाहिए।

शक्ति Q, 1x.

केलाडियम-सेगुइनम
(Caladium Seguinum)

जिन्हें तम्बाकू खाने की पुरानी आदत हो और तज्जनित कुफल भोग रहे हों, उन्हें इस दवा की Q शक्ति, 3 बूंद की मात्रा में रोज तीन बार सेवन करनी चाहिए। इससे उन्हें तम्बाकू खाने की अदत छूट जायेगी और तम्बाकू खाने के दुष्परिणाम भी दूर हो जायेंगे।

जननेन्द्रिय की असह्य खुजली में इस दवा की Q, शक्ति का 3 बूंद की मात्रा में रोज तीन खुराक देने से शर्तिया आराम हो जाता है।

शक्ति Q.

कैसकेरा-एमरगो
(Cascara Amargo)

सिफलिस की सभी अवस्थाओं और सभी उपद्रवों में यह दवा रामबाण है। Q शक्ति 5 बूंद की मात्रा में रोज तीन खुराक देना चाहिए। इचनेशिया Q, 5 बूंदें की मात्रा में रोज दो बार पर्यायक्रम से देने से और भी जल्द आरोग्यता प्राप्त होती है।

शक्ति Q.

कनवेलेरिया मेजेलिस

(Convallaria Majalis)

सभी प्रकार के हृत्पिण्ड के रोग और तज्जनित स्थानीय या सर्वांगी शोथ रोग में यह अमोघ महौषधि है। Q, शक्ति की 5 बूंदों की मात्रा में रोज तीन बार सेवन करनी चाहिए। साथ ही पर्यायक्रम से क्रेटेगस Q, 5 बूंद की मात्रा में रोज दो बार प्रयोग करनी चाहिये।

शक्ति Q.

काड-लिवर आयल

(Cod Liver Oil)

काड-लिवर आयल में विटामिन 'ए' पर्याप्त मात्रा में पाया जाता है। अतः विटामिन 'ए' की कमी के कारण उत्पन्न सभी रोगों में इसका प्रयोग करना चाहिए। विटामिन 'ए' की कमी के कारण शरीर की दुर्बलता और पतलेपन में शक्ति Q, 30 बूंदों की मात्रा में खाने के बाद दूध के साथ प्रतिदिन दो बार सेवन करने से शरीर पुष्ट और मजबूत हो जाता है।

रतौंधी होने से आँखों में 2-4 बूंद दवा डाल देने से तथा रोज ऊपर बताये तरीके से सेवन करने से रतौंधी दूर हो जाती है।

1 ड्राम काड-लिवर आयल में 9 ड्राम सुगर आफमिल्क मिलाकर खरल में खूब अधिक देर तक खरल करने से 1x शक्ति की दवा तैयार हो जाएगी। यह दवा 10 ग्रेन की मात्रा में रोज 3 बार बिना किसी अनुपात के सेवन करने से शरीर पुष्ट तथा मजबूत हो जाता है और विटामिन 'ए' की कमी के कारण प्राप्त आँख की बीमारियों में बहुत लाभ होता है।

शक्ति मूल तेल, 1x.

डूओडेनम
(Duodenum)

पाचन-यन्त्र की गड़बड़ी और तज्जनित उपसर्गों, कब्जियत और यकृत की सुस्ती अर्थात् जब यकृत ठीक से काम नहीं करे, तब इस दवा की 3x शक्ति की 3 टिकिया रोज सेवन करनी चाहिए।

डेमियाना
(Damiana)

स्नायविक अवसन्नता, ध्वजभंग और स्वप्नदोष वगैरह धातु की शिकायतों, धातु-दौर्बल्य आदि में इस दवा की शक्ति Q, 3 बूंद की मात्रा में रोज तीन बार प्रयोग करने से आशातीत सफलता मिलती है।

इस दवा के साथ एवेना-सेटाइवा Q, 3 बूंद की मात्रा में रोज दो बार प्रयोग करनी चाहिए।

डेस्मोडियम गैंजेटिकम
(Desmodium Gangeticum)

सन् 1898 में डा० अघोरचन्द्र भादुड़ी ने अपने तीन शिष्यों के साथ इस दवा की परीक्षा की थी।

सविराम ज्वर में 7 बजे सुबह जाड़े से बुखार आता है। थोड़ा-थोड़ा जाड़ा, करीब दो घण्टे तक आता रहता है। ज्वरावेश के शुरू से ही हाथ-पैर, आँख और खासकर चेहरे में तीव्र ज्वाला निकलती है। जाड़े के बाद ललाट, हाथ और पैर में थोड़ा-थोड़ा पसीना आता है। ज्वर के साथ ऐसा सिर-दर्द होना मानो पट्टी से किसी ने कस कर बांध दिया है।

शक्ति Q, 1x, 5 बूंद की मात्रा में रोज तीन बार देना चाहिए।

फ्लूड-सेरिफोलियस
(Fluid Cerefolius)

प्रोस्टेट-ग्लैंड के बढ़ जाने पर इस दवा के प्रयोग से जल्द ही वह ग्लैंड स्वाभाविक आकार में आ जाता है।

मूत्रग्रंथि में प्रदाह, जलन और पेशाब बनना रुक जाने पर तथा मूत्राशय में प्रदाह, जलन, चिलक मारने वाला दर्द वगैरह के साथ पेशाब रुका हुआ, तो इस दवा की Q शक्ति की 5 बूंद की मात्रा में आवश्यकता अनुसार प्रति एक घंटे या दो घण्टे के अन्तर से प्रयोग करना चाहिए।

शक्ति Q.

फ्लूड-केलेण्डुला
(Fluid Calendula)

सभी प्रकार की श्लेष्मिक झिल्लियों की सर्दीजनित एवं प्रदाहित स्थिति में एंटि-सेप्टिक सुखद ड्रेसिंग के रूप में इस दवा का व्यवहार होता है। 1 भाग केलेण्डुला में 9 भाग गर्म पानी मिलाने से केलेण्डुला लोशन तैयार होता है।

सभी प्रकार के जख्म, क्षत, जल जाना, आघातजनित उपद्रव इत्यादि में केलेण्डुला लोशन से धावन और केलेण्डुला $\frac{1}{2}$ भाग में ओलिव-आयल $\frac{1}{2}$ भाग मिलाकर मलहम बनाकर उसमें लगाने से शीघ्र ही सभी प्रकार के घाव भर जाते हैं और सड़न नहीं पैदा होती।

चेचक में जब गलत चिकित्सा होने से शरीर सड़ने लगता है, इस समय केलेण्डुला धावन मरहम के प्रयोग और भीतरी प्रयोग से अति लाभ होता है।

साथ ही पाइरोजेनियम 200, 1 खुराक या इचिनेशिया Q, 5 बूंद की मात्रा में रोज तीन बार सेवन करना चाहिए।

भीतरी प्रयोग में इचिनेशिया Q और बाहरी प्रयोग में केलेण्डुला Q पेन्सलीन की अपेक्षा शीघ्र और स्थायी फल दिखाते हैं।

शक्ति Q.

फ्रेक्सिमस-अमेरिकाना
(Fraximus Americana)

जरायु के बढ़ जाने पर इस दवा की Q शक्ति, 5 बूंद की मात्रा में रोज प्रयोग करने से जरायु स्वाभाविक आकार धारण कर लेता है और पीछे अपने स्थान पर स्थित हो जाता है। इस प्रकार रोगिणी को शल्य चिकित्सा अर्थात् सर्जरी की जरूरत नहीं होती।

जरायु में अर्बुद होने पर इस दवा का उपरोक्त प्रकार से व्यवहार करने पर अर्बुद में आराम हो जाता है।

इसी प्रकार तन्तु-विवृद्धि (Fibruous growth) में भी यह दवा लाभ करती है।

इन सारे उपद्रवों के साथ पीठ में भीषण दर्द होने पर भी इस दवा के प्रयोग से पीठ के दर्द में आराम हो जाता है।

शक्ति Q.

फ्यूकस-वेसिकुलोसस
(Fucus Vesiculosus)

घेंघा (goitre) के लिये यह एक अमोघ औषधि है। इस दवा की Q शक्ति, 5 बूंद की मात्रा में रोज 3 खुराक और आयोडीन 6x रोज दो खुराक सेवन करने से तथा आयोडिन Q बाहरी प्रयोग करने से घेंघा में आराम हो जाता है।

घेंघा के साथ श्वास-कष्ट होने पर इस दवा की Q शक्ति, 5 बूंद की मात्रा में रोज 3 बार और ब्रोमियम 6, रोज दो बार प्रयोग करने से जल्द ही घेंघा में आराम हो जाता है। आयोडिन Q का बाहरी प्रयोग भी जरूरी है।

मोटापन दूर करने के लिये उपरोक्त रीति से इस दवा का प्रयोग और फाइटोलिन Q, 5 बूंद की मात्रा में रोज दो खुराक व्यवहार करने से मोटापन दूर हो जाता है। रोगी भी निरापद रहता है।

शक्ति Q.

फिक्कस रिलीजियोसा (पीपल)

(Ficcus Religiosa)

डाक्टर शरत्चन्द्र घोष, एम० डी० (कलकत्ता) ने 26 वर्ष की उम्र में इस दवा की सर्वप्रथम परीक्षा की थी। डा० क्लार्क ने भी स्वयं इस दवा की परीक्षा की थी और मेटेरिया मेडिका में इस दवा को प्रतिष्ठित स्थान दिया था।

ताजे पत्ते के रस में समान भाग अल्कोहल मिलाने से इसका मूल-अर्क तैयार होता है।

शरीर के किसी भी द्वार से चमकीला लाल रंग का रक्त-स्राव इसका निर्देशक लक्षण है। नाक से खून गिरना, खूनी बवासीर, रक्तामाशय, रक्तातिसार, रक्त-वमन, खाँसी में रक्तस्राव, पेशाब में खून निकलना, अतिरजः, जरायु से रक्तस्राव इत्यादि में **चमकीला, लाल रक्त** रहने पर इस दवा की Q शक्ति, 5 बूंद की मात्रा में जरूरत के मुताबिक 1 घंटे, 2 घंटे पर या रोज 3-4 खुराक देने से आश्चर्यजनक लाभ होता है। इन सभी उपसर्गों में इस दवा के साथ जिरेनियम मेकुलेटम Q, 5 बूंद की मात्रा में अदल-बदल कर प्रयोग करने से सोने में सुगन्ध हो जाती है।

शक्ति Q.

फिक्कस इंडिका (बरगद)

(Ficcus Indica)

जरायु से हर प्रकार के रक्तस्राव में जल्दी-जल्दी बहुत परिमाण में चमकीला लाल रक्त निकलता है और वह बहुत दिनों तक जारी रहता है।

रक्तामाशय में पहले खून निकलता है, तब उसके बाद पाखाना निकलता है, कूथन के मारे रोगी कोलोसिंथ की तरह दुहरा हो जाता है। तरुण रक्तामाशय में खून और आँव की मात्रा ज्यादा रहती है, दर्द और कूथन ज्यादा रहती है।

अत्यन्त वीर्यक्षय के कारण धातु-दौर्बल्य में तथा अन्यान्य उपरोक्त रोगों में यह दवा रामबाण है।

शक्ति Q, 5 बूंद की मात्रा में रोज 3-4 खुराक।

फेरम-फास
(Ferrum Phos)

रक्त-संचालन प्रणाली पर फेरम-फास की खास क्रिया है। शरीर के अन्दर रक्त का असम वितरण होने पर इस दवा का प्रयोग होने से जहाँ जितना खून चाहिए, वहाँ उतना खून पहुंच जाता है। रक्तस्वल्पता (Anaemia) की यह एक सर्व शक्तिमान महौषधि है।

चोट लगने या कट जाने के कारण शरीर के किसी भी भाग से रक्त-स्राव क्यों न हो, वहाँ पानी से धो डालने के बाद जरूरत भर मात्रा में फेरम-फास 2x, विचूर्ण रखकर जोर से दबा डालना चाहिए। इससे तुरन्त रक्त का बहना बन्द हो जाता है, साथ ही 5 ग्रेन की मात्रा में खिलानी भी चाहिए।

शरीर के किसी भाग से ज्यादा और खतरनाक रूप में रक्तस्राव होने पर एक शीशी डिस्टिल्ड वाटर में 5 ग्रेन फेरम-फास 2x, मिलाकर आग की गर्मी पर गला कर तुरन्त हाइपोडमिक इन्जेक्शन देने से तुरन्त रक्तस्राव बन्द हो जाता है। भीतरी खाने का और बाहरी प्रयोग भी साथ-साथ चलते रहना चाहिए।

अत्यन्त तेज, ऊँचे बुखार में उपरोक्त रीति से इंजेक्शन और जल्दी-जल्दी इस दवा का भीतरी प्रयोग करने से बुखार नीचे उतर आता है और हृत्पिण्ड पर भी दुर्बलता करने वाली अवस्था नहीं आती।

शरीर के किसी भी द्वार से ज्यादा रक्तस्राव होने पर इस दवा का इन्जेक्शन और भीतरी प्रयोग आवश्यकतानुसार 15 मिनट से लेकर 4 घण्टे पर करना चाहिए। यह दवा रक्त-संचालन प्रणाली पर अपना पूर्ण अधिकार रखती है। यही इसकी सफलता का रहस्य है।

रक्तस्वल्पता में भी रोज 4 खुराक फेरम-फास और 3 ग्रेन की मात्रा में कैल्केरिया-फास 6x, रोज दो बार देने से आश्चर्यजनक लाभ होता है।

शक्ति 2x, 3x.

जिरैनियम मेकुलेटम
(Geranium Maculatum)

शरीर के किसी भी द्वार या किसी भाग से किसी भी बीमारी में प्रचुर मात्रा में रक्तस्राव क्यों न होता हो, इस दवा की शक्ति Q, 10 बूंद की मात्रा में रामबाण है। आवश्यकतानुसार 15 मिनट से लेकर 3 घण्टे के अन्तर से इस दवा का प्रयोग करना चाहिए।

शक्ति Q.

जिनोकार्डिया ओडोरेटा (चाल मोंगरा)
(Gynocardia Odorata)

इससे दो तरीकों से होम्योपैथिक दवा तैयार होती है :

1. इसके बीज के विचूर्ण का एक भाग, 5 भाग अल्कोहल मिलाने से मूल-अर्क तैयार होता है।

2. इसके 1 बूंद तेल में 9 ग्रेन शुगर आफ मिल्क मिलाकर खूब खरल करने से 1x, विचूर्ण तैयार होता है।

व्यवहार :

1. कुष्ठ की यह एक सुप्रसिद्ध औषधि है। कुष्ठ के रोगियों को 1 सीसी डिस्टिल्ड वाटर में 5 बूंद इस दवा का मूल अर्क मिलाकर

सप्ताह में दो बार हाईपोडमिक इंजेक्शन देना चाहिए। खाने के लिये रोज मूल अर्क 5 बूंद की मात्रा में दो बार खिलाना चाहिए या 1x, विचूर्ण 3 ग्रेन की मात्रा में रोज 3 बार खिलाना चाहिए। मूल-अर्क 1 भाग में 3 भाग ओलिव-आयल मिलाकर रोज दो बार कुष्ठ में लगाना चाहिए।

इस दवा के साथ केलोट्रोपिस-लेक्टम Q, 5 बूंद की मात्रा में रोज दो बार पर्याय-क्रम से देना चाहिए। अगर सिफलिस का इतिहास प्राप्त हो, तो इचिनेशिया Q, 5 बूंद की मात्रा में रोज दो बार पर्याय-क्रम से देनी चाहिए।

सोरियासिस, एक्जिमा, खाज-खुजली वगैरह में भी इस दवा के भीतरी और बाहरी प्रयोग से बहुत लाभ होता है। वात, गठिया और उसके साथ गौण उपदंश रहने से इस दवा के भीतरी प्रयोग से तुरन्त लाभ होता है। अनुपूरक के रूप में केलोट्रोपिस-लेक्टम Q और हाइमोसा Q, का भी पर्याय-क्रम से प्रयोग करना चाहिए।

शक्ति Q, 1x.

हेमीडेस्मस इन्डिका (अनन्तमूल)
(Hemidesmus Indica)

इसके ताजे मूल की लुगदी 1 भाग में 2 भाग अल्कोहल मिलाने से इसका मूल-अर्क तैयार होता है।

किसी भी प्रकार की बीमारी क्यों न हो, अगर दूषित हो तो इस दवा से रक्त साफ हो जाता है और उसी पर आधारित सभी रोग अच्छे हो जाते हैं।

डा० जे० एन० घोष ने रिपोर्ट दी है कि 6 वर्ष की एक लड़की का वंशानुगत पाराजनित उपभेद् को इस दवा ने आरोग्य किया है।

डा० ई० जे० वार्निग ने शरीरगत उपदंश, कमजोरी, उपदंश-जनित चर्मोदभेद, वात, अनपच और भूख की कमी में इस दवा की सिफारिश

की है। सार्सापेरिला के बदले में इस दवा का व्यवहार किया जा सकता है ।

शक्ति Q, 1x, रोज 5 या 2 बूंद की मात्रा में 3 बार सेवन करनी चाहिए ।

हेमामेलिस-सैल्व
(Hamamelis Salve)

त्वचा के सभी प्रकार के जख्म और त्वचा के फट जाने पर तथा अर्श में बाहरी प्रयोग के रूप में इस दवा का प्रयोग किया जाता है।

इस दवा के साथ पर्याय-क्रम से जिनोकार्डिया ओडोरेटा Q, का भी बाहरी प्रयोग करने से अधिक लाभ होता है ।

शक्ति Q.

हाइड्रोकोटाइल एशियाटिका
(Hydrocotyle Asiatica)

फीलपाँव और अंडकोष के अर्बुद में इसकी क्रिया संतोषप्रद है। फीलपाँव और फाइलेरिया में तो अब पेटेन्ट दवा के रूप में इसका व्यवहार होता है ।

फीलपाँव में Q या 1x शक्ति का रोज 3 बार व्यवहार करना चाहिए।

उपदंश और गंडमाला धातु विकार के साथ कुष्ठ, लसिका ग्रंथियों में अर्बुद हो जाने के साथ कुष्ट, चर्म का लाल हो जाना और फूल जाना या उसमें पसीना तथा खुजलाहट में इस दवा की 1x शक्ति, 2 बूंद की मात्रा में रोज 3 बार व्यवहार करनी चाहिए ।

पुरुषों के ध्वजभंग, अंडकोष का फूल जाना और चकतेदार मोटी चमड़ी वाले कुष्ठ में इस दवा की शक्ति Q, 5 बूंद की मात्रा में रोज 3 बार सेवन करनी चाहिए।

किसी-किसी कुष्ठ में 200 शक्ति का प्रयोग भी करते हैं।

शक्ति Q, 2x, 200.

हाइग्रोफिला-स्पाइनोसा (ताल मखाना)

(Hygrophilla Spinosa)

पावना के डा० पी० पी० विश्वास ने इस दवा की आंशिक परीक्षा की थी, फिर भी यह दीर्घ क्रिया करने वाली महौषधि सिद्ध हुई है।

रक्त दूषित होने पर कुष्ठ और गहरे घाव में यह दवा विशेष लाभकारी है। चर्मोदभेद छोटे और कोदवा की तरह लाल-लाल दाने तथा चर्मोदभेद की अगल-बगल की त्वचा लाल रहती है, खुजलाने के बाद थोड़ा-सा नीला मवाद निकलता है।

10-11 बजे सविराम ज्वर आता है। उत्तापावस्था में तेज खुजलाहट के साथ जुलपित्ती निकलती है जो गर्मी से बढ़ती है और ठंडे प्रयोग से आराम मिलता है।

शक्ति Q, 1x.

होलारेना या चेनोमोरा एन्टि-डिसेन्ट्रीका (कुरची, कोरहिया)

(Holarrhena or Chenomorha Anti-Dyesntrica)

डा० कालीकुमार महाचार्य (आसाम) ने 1935 में इस दवा की परीक्षा की थी।

पुराने-से-पुराने या नए आमाशय में अत्यन्त कमजोरी, अवसन्नता, भूख की कमी रहने पर जब सुनिर्वाचित औषधि निष्फल हो जाती है, तब इस दवा के प्रयोग से आशातीत सफलता मिलती है।

थोड़ी-थोड़ी देर में नाभि के चारों ओर निचोड़ने वाला दर्द, पाखाने में आंव और खून निकल जाने के बाद दर्द में उपशम और दाहिनी करवट लेटने से वृद्धि।

सभी प्रकार के आमाशय में यह दवा विशेष लाभप्रद है।

शक्ति Q, 1x.

जस्टीसिया एडाटोडा (वासक)

(Justicia Adhatoda)

सभी प्रकार की खाँसी, जब बलगम नहीं निकलती हो, छाती में तेज अकड़न हो, तब कफ निकालने के लिए इस दवा का प्रयोग किया जाता है ।

रात में बढ़ने वाली सूखी खाँसी, गले में सांय-सांय की आवाज, लगातार खाँसते-खांसते रोगी का गला दब जाता है। रक्त मिला गाढ़ा पीला श्लेष्मा निकलता है।

क्षय रोग की प्राथमिक अवस्था में यह दवा बहुत ही उपकारी है। श्वास-यन्त्र के सभी रोगों—सर्दी, खाँसी, ब्रांकाइटिस, न्युमोनिया स्वरभंग क्षय-ज्वर, खाँसी में रक्त निकलना इत्यादि में यह दवा महान उपकारी है।

बच्चों की हूप खाँसी में खाँसते-खाँसते बच्चे का गला रुद्ध हो जाना है, शरीर ऐंठकर कड़ा हो जाता है, चेहरा विवर्ण नीला हो जाता है, ऐसी हालत में इससे आश्चर्यजनक लाभ होता है।

श्वास-यन्त्र के रोग के साथ यकृत प्रदेश में डंक मारने वाला दर्द, पेट में वायु जमा होना, वायु गड़गड़ाना और हवा घुटना इन लक्षणों में भी यह दवा विशेष लाभप्रद है।

शक्ति Q, 1x, रोज 3 बार ।

जस्टीसिया रूब्रम (रक्त-वासक)

(Justicia Rubrum)

फेफड़े से रक्त का स्राव होना, थूक के साथ खून निकलना, खांसी के साथ खून गिरना, रक्त-वमन इत्यादि में जस्टीसिया एडाटोडा सफलता पूर्वक काम करता है, लेकिन क्षय रोग में जब रक्तस्राव बहुत ज्यादा परिमाण में होता है तब जस्टीसिया रूब्रम ही महौषधि है।

शक्ति Q, 1x·

हाइमोसा

(Helonias)

वात रोग या वातज अवस्थाओं के लिये हाइमोसा आज होम्योपैथिक जगत में सुप्रसिद्धि प्राप्त कर रही है। वात या वात ज्वर में Q शक्ति की दवा $\frac{1}{2}$ ड्राम की खुराक में प्रत्येक 3 घंटे पर गर्म पानी के साथ प्रयोग करनी चाहिए। ऊपर से सोडावाटर पीना चाहिए। कटिवात, गठिया, गृद्धसीवात में भी 15-20 बूंद की मात्रा में रोज 4 बार इस दवा का प्रयोग करना चाहिए। देहात में सोडावाटर न मिलने पर सोडी-बाई-कार्ब 3 ग्रेन की मात्रा में पानी में मिलाकर हाइमोसा के बाद पिलाना चाहिए।

स्नायुशूल, गठिया, जोड़ों का प्रदाह, माँसपेशियों में दर्द और यूरिक-एसिड प्रकृति में भी उक्त प्रकार से इस दवा का प्रयोग करना चाहिए।

शक्ति Q, 15,20,30 बूंद की मात्रा में।

हेलोनियस

(Helonius)

यह जरायु का एक महान टॉनिक है। सर्वांगीण अपुष्ट परिपोषण और दुर्बलता जनित औरतों की बीमारियों की महौषधि है। जरायु की स्थानच्युति, अतिरज:, प्रदर और जरायु की अन्य गड़बड़ियों के साथ बाँझपन या बार-बार गर्भस्राव या गर्भपात की प्रवृत्ति में यह दवा विशेष लाभप्रद है। गर्भस्राव की आशंका या बार-बार गर्भपात होने की प्रवृत्ति को रोकने की इसमें अमोघ शक्ति है।

जरायु के रोग के साथ सिर-दर्द और थकावट का भाव तथा पीठ के दर्द में यह दवा महान उपकारी सिद्ध हुई है।

ज्यादा परिमाण में पेशाब और उसके साथ खून का सफेद अंश निकलना, पेशाब में चीनी या फास्फेट मौजूद रहने पर शारीरिक क्षीणता,

मानसिक उदासी, प्यास और बेचैनी रहने पर भी यह दवा विशेष लाभकारी है।

शक्ति Q, 1x.

हाइड्रास्टिस केनाडेन्सिस
(Hydrastis Canadensis)

डा० अन्डरवुड कहते हैं—"कैंसर से पीड़ित रोगियों को इससे उपशम मिलता है। यद्यपि कैंसर को यह दवा निर्मूल नहीं कर सकती, फिर भी सर्वांगीण स्वास्थ्य में सुधार जरूर लाती है। ग्रन्थियों के तन्तुओं में सुस्त अर्बुद की विकसित अवस्था में इस दवा से विशेष लाभ होता है।"

जरायु प्रबल रक्तस्राव होने पर हाइड्रास्टिस 2x और दो बार के रक्तस्रावों के बीच में 3x का प्रयोग करने पर आशातीत सफलता मिलती है।

शक्ति 2x, 3x, Q बाहरी प्रयोग में।

हाइड्रोसियेनिक एसिड
(Hydrocyanic Acid)

श्वास-यन्त्र की दुर्बलता और दुरावस्था के कारण पतनावस्था, चेहरे का नीला हो जाना और हैजे की अन्तिम अवस्था में जब रोगी मरणासन्न हो और साँस लेने के लिये अधिक-अधिक देर में मुंह फाड़ता हो, तो उस समय इस दवा के प्रयोग से रोगी मौत के मुंह से बाहर खींच लिया जाता है। शक्ति 1x, मात्रा 5 बूंद प्रति 5 मिनट पर।

हिस्टीरिया या मृगी की आक्षेपयुक्त अकड़न में जब पीठ, चेहरा, जबड़ा ज्यादा आक्रान्त हो और शरीर नीले रंग का हो जाय तब इस दवा से बहुत लाभ होता है।

आघात जनित धनुष्टंकार, श्वास-यन्त्रों की अकड़न, स्वरयंत्र की अकड़न की और छाती में दर्द और खूब कसावट का भाव रहने पर इस दवा से विशेष लाभ होता है।

श्वास-यन्त्र की पक्षाघातिक अवस्था, चेहरा नीला हो जाना, शरीर के भीतर और बाहर सर्वत्र शीलता, लेकिन पसीना न रहना।

शक्ति 1x, 3.

हेमामेलिस
(Hamamelis)

आघात लगने के कारण शैरिक रक्तस्राव में रक्त कालापन लिये निकलने पर इस दवा की Q शक्ति, 5 बूंद की मात्रा में प्रयोग करनी चाहिए।

रक्त के शैरिक संस्थान पर इस दवा की खास और गहरी क्रिया होती है। इसलिये सभी स्थानों की शिरा-स्फीति (Vericose Veins) में यह दवा विशेष लाभप्रद सिद्ध हुई है।

शैरिक रक्तरोध के साथ शिरा स्फीति में सल्फर और उपदंश के इतिहास में संयुक्त और गर्मीला रोगी रहने पर फ्लुओरिक-एसिड का अनुपूरक के रूप में सेवन करना चाहिए।

शक्ति Q, 1x.

कालमेघ (कल्पनाध)
(Kalmegh)

बच्चों के कालाजार और यकृत-विवृद्धि (Infantile liver) के लिये यह बहुत ही प्रसिद्ध दवा है।

पुराना सविराम ज्वर, बच्चों का कालाजार, यकृत और प्लीहा बढ़ी हुई, कब्जियत, काले रंग का थोड़ा-थोड़ा मल, हाथ-पाँव में जलन, आँखों का रंग पीला, थोड़ी प्यास के साथ रोज सुबह 8-9 बजे या 10-12 बजे बुखार आता है। अनियमित बुखार या द्विकालीन ज्वरावेश, लक्षणों में परिवर्तनशीलता, किसी दिन बुखार के साथ जाड़ा लगता है

और किसी दिन जलन से तबाह रहता है, कभी ठंड प्रयोग से वृद्धि और कभी ठंड प्रयोग से उपशम होता है।

Q शक्ति, की दवा जवानों को 5 बूंद की मात्रा में और बच्चों को 1x शक्ति की दवा 1 बूंद की मात्रा में रोज 3 बार देनी चाहिए।

यकृत और प्लीहा की वृद्धि में कार्डुअस-मेरियेनस और सियेनोथस का भी पर्याय-क्रम से सेवन करना चाहिए।

शक्ति Q, 1x.

लूफा बिन्डल, लूफाइ चिनेटा (बिन्दल)
(Luffa Bindal Luffai Chineta)

बढ़े हुई प्लीहा में सियेनोथस के निष्फल होने पर सियेनोथस के साथ पर्याय-क्रम से या स्वतन्त्र रूप से भी इस दवा की Q शक्ति 5 से 10 बूंद की मात्रा में रोज 3 बार प्रयोग करने से प्लीहा जरूर गल जाती है।

पुराने मलेरिया ज्वर में यकृत और प्लीहा के बढ़ जाने पर भी यह महौषधि लाभप्रद सिद्ध हुई है।

बवासीर के मस्से में Q शक्ति की दवा का बाहरी प्रयोग विशेष लाभप्रद है।

शक्ति Q, 1x.

लूफा अमरा या लूफा फिटीडा (कड़वी तरोई)
(Luffa Amara or Luffa Foetida)

वमन और दस्त का प्रबल वेग होने पर जहाँ इपिकाक विफल हो जाता है, वहाँ यह दवा तुरन्त कै और दस्त को बन्द कर देती है।

सविराम ज्वर में प्रातःकाल ही ज्वर का दौरा हो जाना, जाड़ा, प्यास, सिर-दर्द, वमन, दस्त, यकृत और प्लीहा में दर्द।

शक्ति Q 1.

ल्यूकस एसपेरा (गुमा, दुलफी)
(Leucas Aspera)

इस दवा के पचाङ्ग के स्वरस के समान भाग अल्कोहल मिलाने से मूल-अर्क तैयार होता है।

इस दवा का प्रधान काम सर्पदंशन में होता है। जब रोगी में निगलने की शक्ति नहीं रहती उस समय इस दवा की Q शक्ति रोगी के कानों में डाल देने से साँप का विष दूर हो जाता है। इस दवा की 10 बूंद, 1 सीसी डिस्टिल्ड वाटर में मिलाकर हाइपोडरमिक सूई देने तथा कान में उक्त प्रकार से दवा डालने पर बेहोश रोगी होश में आ जाता है।

होश में आने पर 15 बूंद की मात्रा में प्रति 10-15 मिनट के अन्तर से इस दवा का प्रयोग करना चाहिए।

जिस स्थान पर सांप ने काटा है वहां बाहरी प्रयोग भी करना चाहिये।

पुराने सविराम ज्वर में यकृत और प्लीहा बढ़ी हुई और भूख न लगना इस लक्षण में 5 बूंद की मात्रा में रोज 3 बार सेवन करना चाहिए।

किसी बीमारी से आराम होने के बाद यदि भूख नहीं लगे तो इस दवा की Q शक्ति, 10 बूंद की मात्रा में रोज 3 बार प्रयोग करनी चाहिए। बिच्छू के काटने में भी यह लाभकारी औषधि है।

शक्ति Q.

मकरध्वज
(Makaradhwaj)

यह बहुत ही बड़ा हार्ट टॉनिक है। जब किसी भी बीमारी की अंतिम अवस्था में नाड़ी लोप हो जाय, उस समय इस दवा का प्रयोग करने से

तुरन्त नाड़ी पलट आती है। मूल-अर्क 5 बूंद की मात्रा में प्रति 10-15 मिनट पर इस दवा का प्रयोग करना चाहिए।

यदि नाड़ी पलटने में विलम्ब हो, तो इस दवा के साथ पर्याय-क्रम से क्रेटेगस Q, का 5 बूंद की मात्रा में सेवन करना चाहिए।

जस्टीसिया-एडाटोडा की तरह बच्चों, जवान और बूढ़ों को रात में बढ़ने वाली खाँसी, अकड़न वाली खांसी, दमा में रोगी को मालूम पड़ता है कि उसका गला दब जायेगा।

अधिक दिनों तक रोग भोगने के बाद की कमजोरी में यह दवा महान टॉनिक के रूप में शीघ्र बल प्रदान करती है।

अनपच, अजीर्ण, हृदय की तेज धड़कन, कलेजे के अन्याय रोग, स्नायविक दुर्बलता, धातु-दौर्बल्य, मस्तिष्क की जड़ता, सिर में चक्कर आदि रोगों को यह दूर करता है।

शक्ति Q, 1x.

मोमोर्डिका चेरेन्सिया (करेला)
(Momordica Charantia)

दबे हुए चेचक में तेज ज्वर रहने पर इस दवा के सेवन से उद्भेद निकल कर बीमारी जल्द आराम हो जाती है।

आँख, नाक से पानी गिरना, खांसी, मिचली के साथ कब्ज रहने पर मूल-अर्क 5-10 बूंद की मात्रा में और अतिसार रहने पर 2 बूंद की मात्रा में प्रयोग करना चाहिए।

करेला के पत्ते के स्वरस में समभाग अल्कोहल मिलाने से मूल-अर्क तैयार होता है।

शक्ति Q, 1x.

निकटैन्थिस आरबोरट्रिसाटिस (हरसिंगार)

(Nyctanthes Arbor-tristis)

हरसिंगार के पत्ते की लुगदी 3 भाग और अल्कोहल 2 भाग मिलाकर इस दवा का मूल-अर्क तैयार होता है।

डा० एच० एन० चौधरी, (दरभंगा), डा० शरतचन्द्र घोष और डा० क्लार्स ने इस दवा की परीक्षा की थी।

हर प्रकार के पैत्तिक-ज्वर में बहुत ज्यादा दिनों के दस्त या कब्जियत, जाड़े और उत्ताप के पहले अदम्य प्यास, पानी पीने के बाद ही पित्त की कै, ज्वर की सभी अवस्थाओं में मिचली, जीभ पर सफेद या पीला लेप। कब्ज के साथ सफेद मोटा लेप यानी जब पित्त का अल्प निष्कासन होता हो, अतिसार के साथ पीला लेप यानि जब पित्त का अधिक निष्कासन होता हो। इस प्रकार पित्त की सभी प्रकार की गड़बड़ी के साथ सविराम ज्वर में इस दवा से विशेष लाभ होता है। यकृत में दर्द, दबाने पर यकृत संस्थान में सुई चुभने वाला दर्द।

शक्ति Q, 1x.

ओल्डेनलैंडिया हर्बेसिया (पित्त पापड़ा)

(Oldenlandia Herbacea)

गया के डा० के० एन० पालित, एम० बी० (लंडन) ने इस दवा की परीक्षा की थी।

मलेरिया और पैत्तिक ज्वर में बुखार एक दिन कम और दूसरे दिन ज्यादा आता है।

ठंड लगकर ज्वर, सिर-दर्द, आंख, मुंह और पाँव में जलन, प्यास, पित्त के दस्त, जीभ पर पीला लेप इत्यादि लक्षणों में यह मलेरिया की नयी और पुरानो सभी अवस्थाओं में अमोघ औषधि है।

शक्ति Q 1x.

नेट्रम-म्यूर बिट
(Natrum-mur Bit)

नेट्रम-म्यूर के मलेरिया के सभी लक्षणों में इस दवा का प्रयोग करने से नेट्रम-म्योर की अपेक्षा इस दवा से ज्यादा फायदा होता है। 10-11 बजे बुखार आना, भीषण सिरदर्द, तेज प्यास, पसीना से सभी उपसर्गों में कमी, नमक खाने की प्रबल इच्छा, रोटी से अनिच्छा।

शक्ति Q, 1x.

ओसिमम सैंकटम (तुलसी)
(Ocimum Sanctum)

डा० रामा प्रसादजी, (छपरा) और डा० कुमार भट्टाचार्य ने सर्व प्रथम इस दवा की परीक्षा की थी।

सविराम ज्वर में शीतावस्था में लगातार जम्हाई आना, हाथ-पांव में अकड़न, स्नायु-मण्डल में ऐसा बोध मानो बिजली का तीव्र संचार हो रहा है। शरीर के अन्दर और बाहर तेज जाड़ा होने के कारण रोंगटे खड़े हो जाते हैं।

उत्तापावस्था में जितना बुखार चढ़ता जाता है, उतनी ही प्यास भी बढ़ती जाती है।

चेहरे, आंख और मुंह से ज्वाला निकलती है। कांख, गर्दन, कंधा और छाती में थोड़ी देर के लिये थोड़ा पसीना निकलता है।

इस प्रकार के सविराम ज्वर में इस दवा से ज्यादा लाभ होता है। शक्ति Q, 1x, रोज 1 से 5 बूंद की मात्रा में 3 बार।

यक्ष्मा की पहली अवस्था में धीमा बुखार, कष्टप्रद सूखी खांसी, रक्त मिला श्लेष्मा निकलना, इस लक्षण पर ओसिमम एक महान लाभकारी महाऔषधि है।

बच्चे या बूढ़ों की हफनी में रोगी चित होकर लेट नहीं सकता। उठकर बैठ जाने को बाध्य होता है। खाँसने पर रक्त के साथ श्लेष्मा निकलता है।

शक्ति Q, 5 बूंद की मात्रा में 1x, 2 बूंद की मात्रा में रोज 3 बार।

शक्ति Q.

ओसिमम ग्रेटिसिमम (श्याम तुलसी)

(Ocimum Grattessimum)

डा० सीताराम दास, एम० डी० ने सन् 1952 में अपने ऊपर इस दवा की परीक्षा की थी।

जड़ की लुगदी, फूल और पत्ते की लुगदी में समभाग अल्कोहल मिलाने से मूल-अर्क बनता है।

इस दवा का मूल-अर्क 10 बूंद की मात्रा में साम्भक है। शीघ्रपतन वालों को रोज 3 खुराक खाने से स्त्री संभोग में ज्यादा विलम्ब से संखलन होता है और कामोत्तेजना भी ज्यादा होती है।

शक्ति Q,

टाइनोस्पोरा कॉर्डिफोलिया (गुरीच)

(Tinospora Cordifolia)

सविराम ज्वर में ज्वर आने से पहले तलवा और तलहत्थी में जलन, बहुत थकावट, हाथ-पैर भारी हो जाना और उनमें फाड़ने जैसा दर्द। ज्वर कभी भी 101° से ज्यादा नहीं चढ़ता। 4-5 बजे शाम को जाड़ा मालूम होना। उत्तापावस्था में प्यास और उसके बाद पसीना निकलना।

पुराने मलेरिया ज्वर में यकृत और प्लीहा बढ़े रहते हैं, खासकर कुनैन के अपव्यवहार के बाद आँख पीली, अतिसार और कै भी मौजूद रहती है।

शक्ति Q, 1x.

ट्राइकोसैन्थिस डाइयोका (परवल-परौर)
(Trichosanthes Dioica)

हैजे में पानी जैसा पतला पाखाना बार-बार प्रचुर मात्रा में निकलता है। कै, प्यास, सर्वांगीण ज्वाला, बेचैनी, अत्यन्त कमजोरी, पसीना, हाथ-पैर ठंडे, नाड़ी क्षीण या लुप्त इन लक्षणों से युक्त हैजे में यह एक महान् उपकारी दवा है।

10-11 बजे पित्त की कै, प्यास और सिर चकराना, एक दिन कम और एक दिन ज्यादा बुखार आना, पानी पीते ही कै हो जाना, कभी 2-3 बजे दिन में और कभी 8-9 बजे रात में ज्वर आता है। अनियमित परिवर्तनशील अवस्था में यह आर्सेनिक के समगुण सम्पन्न है। अतः दोनों दवाएं पर्याय-क्रम से चल सकती हैं।

मलेरिया, विषम ज्वर, काला ज्वर, द्विकालीन ज्वर, यकृत के रोग, पाण्डु और उदरामयिक हैजा में इस दवा से महान् उपकार होता है।

डा० सीताराम दास का कहना है कि "जिन औरतों को अधिक दिनों से मासिक स्राव रुका हो उन्हें इस दवा की Q शक्ति, 30 बूंद की मात्रा में रोज 3 बार खिलाने से प्रचुर मात्रा में मासिक स्राव होने लगता है।"

शक्ति Q, 1x.

एस्पैरेगस-ओफिसिनैलिस (सतावर)
(Asparagus Officinalis)

धातु दुर्बलता का यह एक महान् टॉनिक है। धातु सम्बन्धी सभी रोगों में अश्वगंधा की तरह यह भी लाभप्रद महौषधि है और अश्वगंधा के साथ पर्याय-क्रम से चल सकती है।

कलेजे की कमजोरी, दिल जोर से धड़कना, छाती में दर्द आदि लक्षणों में भी यह एक हार्ट टॉनिक है।

पेशाब से मूत्र-पथरी निकालने की इसमें क्षमता है।

शक्ति Q, 1x.

रैउल्फिया सर्पेंटिना (इसरगद—साँप की जड़ी)
(Rauwolfia Serpentina)

हाइ ब्लड-प्रेसर को ठीक करने की यह एक महौषधि है। 5-10 बूंद की मात्रा में रोज 2 बार इस दवा का प्रयोग करने से रक्त का चाप कम होकर रोगी स्वस्थ हो जाता है।

भयानक उन्माद, पागलपन अपनी प्रचंडावस्था को पहुंच गया हो, अनिद्रा हो तो इस दवा का प्रयोग करने से शीघ्र ही रोगी का दिमाग ठीक हो जाता है और उसका स्नायुसंस्थान भी ठीक हो जाता है।

शक्ति Q, 1x, 5-10 बूंद की मात्रा में रोज 3 बार।

नूफर ल्यूटियम (कोई का फूल)
(Nuphar Luteum)

धातु सम्बन्धी सभी प्रकार की बीमारियों की यह एक महौषधि है। स्वप्नदोष, धातु का पतलापन, शीघ्र पतन, नपुंसकता, लिंग का शिथिल हो जाना इत्यादि सभी प्रकार की धातु सम्बन्धी गड़बड़ी के साथ किसी भी प्रकार के स्नायविक या शारीरिक विकार में यह एक अद्वितीय दवा है।

शक्ति Q, 1x.

ओरिगेनम (अरगजा)
(Origanum)

स्नायु-मण्डल पर इस दवा की क्रिया प्रबल है। बुरे कामवासन, भय, स्वप्न देखना, ज्यादा स्त्री प्रसङ्ग करने की प्रबल इच्छा और तज्जनित दुष्परिणामों के लिए यह एक महौषधि है।

शक्ति Q, 1x, रोज 5 बूंद की मात्रा में 3 बार।

प्लैन्टेगो-मेजर (इसबगोल)
(Plantago Major)

दांत क्षय होने पर दाँतों का दर्द, कान, आँख, नाक तक फैल जाता है। इस दवा के बाहरी प्रयोग से सभी प्रकार के दांत का दर्द तुरन्त शांत हो जाता है।

यह पुराने आमाशय की एक महौषधि है। बार-बार मल वेग, लेकिन दर्द के मारे पाखाना निकल ही नहीं सकता। अन्त में खड़ा होने पर दर्द की वृद्धि लक्षण में इस दवा के भीतरी और बाहरी प्रयोग से अमित लाभ होता है।

शक्ति Q, 1x·

रिसीनस कम्यूनिस (रेंडी के तेल से बनता है)
(Ricinus Communis)

हैजे की पहली अवस्था में दर्द रहित, रङ्गहीन, श्लेष्मा मिला दस्त और बहुत ज्यादा कै, विकसित अवस्था में दर्द रहित दस्त, पेशाब न होना, तेज प्यास और अकड़न, पतनावस्था में तमाम शरीर और चेहरा ठंडा, कपाल में ठंडा पसीना, नाड़ी लोप, ज्वर लोप, चेहरा धंसा हुआ इत्यादि लक्षणों में विरेट्रम एल्बम की तरह यह भी एक महौषधि है।

ऋतुस्राव और दूध बन्द हो जाने पर इस दवा का भीतरी प्रयोग और साथ ही मालिश से ऋतुस्राव भी खुल कर होता और दूध प्रचुर मात्रा में निकलता है।

दूध बढ़ाने के लिये लैकडेक्कोरेकम 3x के साथ पर्याय-क्रम से देने से अमित लाभ होता है।

शक्ति Q, 1x·

लेथीरस-सेटाइवस (खेसड़ी की दाल)
(Lathyrus Sativus)

बेरी-बेरी, निचले अंग का पक्षाघात और शोथ रोग की यह विशेष लाभप्रद दवा है।

रोगी चलने के समय पैर ठीक जगह पर रख नहीं सकता, दोनों घुटने लटपटा जाते हैं, कूच लगती है, पीछे की पेशी और निचला अंग दुबला-पतला हो जाता है। पैर लटका लेने पर नीले हो जाते हैं और फूल जाते हैं। घुटनों में इतनी अकड़न रहती है कि पैर की अंगुलियां जमीन से उठाई नहीं जा सकती या एड़ी मिट्टी से लगाई नहीं जा सकती। रोगी हमेशा उंघता और जम्हाई लेता रहता है।

इन लक्षणों में यह औषधि रामबाण है।

शक्ति Q, 1x.

लोबेलिया इन्फ्लेटा (तम्बाकू)
(Lobelia Inflata)

गर्भावस्था की कै, ज्यादा मिचली और कै, सवेरे कै, सवेरे कै के साथ मुंह पर ठंडा पसीना, पुरानी कै की बीमारी, बहुत श्लेष्मा की कै और बहुत ज्यादा कै होने के बाद अधिक अवसन्नता में यह दवा विशेष उपकारी है।

सिर-दर्द के साथ मिचली, वमन और बहुत अधिक सुस्ती तथा तम्बाकू खाने और तम्बाकू की गन्ध से तथा तीसरे पहर रोग लक्षण बढ़ते हैं।

मेरुदण्ड के निचले भाग में इतनी स्पर्श-कातरता रहती है कि थोड़ा भी स्पर्श सहन नहीं होता, कपड़े की रगड़ के डर से रोगी सामने की ओर झुक कर बैठता है।

शक्ति Q, 1x.

थाइमल (देशी अजवाइन)
(Thymol)

नींद में स्वप्नदोष, बुरे अश्लील स्वप्न देखना, बार-बार लिंग की उत्तेजना, पेशाब करते समय बूंद-बूंद वीर्यपात और जलन, कमर में दर्द, बेचैनी और सुस्ती में यह दवा विशेष लाभप्रद है।

शक्ति Q, 1x.

विरेट्रम विरिड (इण्डियन पोक)
(Veratrum Viride)

"लू-लगने के कारण सर्दी-गर्मी, मस्तक में रक्ताधिक्य, अकड़न, ऐंठन, धमनियों में टपक, दो देखना, चेहरे के स्नायु में और हाथ-पैर की अंगुलियों में ऐंठन, आवाज असहनीय"। इन लक्षणों में यह दवा विशेष लाभप्रद है।

अधिक रक्तसंचय के साथ प्रचण्ड प्रलाप, रोगी चिल्लाता है, भोंकता है, शरीर पीटता है, बराबर अण्ट-शण्ट बकता रहता है, पलकें स्थिर उठी हुईं, चेहरा तमतमाया हुआ इत्यादि लक्षणों में बैलाडोना की तरह यह भी परम लाभकारी औषधि है।

ज्यादा रक्तसंचय के कारण मृगी का दौरा, माथा गर्म, आँख में रुधिर आ जाना, पलकें ऊपर उठी हुई, दो देखना।

शक्ति Q, 2x.

इयुपेटोरियम अयापाना (आयापान)
(Eupatorium Ayapana)

सांप काटने पर इसके मूल-अर्क के भीतरी और बाहरी प्रयोग से सर्प-विष नष्ट हो जाता है। सर्प-दंशन में ग्रोप और इचिनेशिया की तरह यह भी लाभकारी औषधि है।

कहीं कट जाने या कुचल जाने पर इस दवा के बाहरी और भीतरी प्रयोग से खून निकलना तुरन्त बन्द हो जाता है।

इस दवा के प्रयोग से उजला जख्म भी आराम हो जाता है। खून निकलने वाले सारे जख्मों को इसकी Q, शक्ति के बाहरी प्रयोग से तुरन्त आराम हो जाता है।

आमाशय में, आंतों में जख्म होकर रक्तस्राव होने पर इस दवा की 1x के भीतरी प्रयोग से बहुत लाभ होता है।

खांसी के साथ क्षय रोग में फेफड़े से रक्तस्राव होने पर इस दवा की 2x, शक्ति लाभप्रद प्रमाणित हुई है।

यानि शरीर के किसी भी भीतरी और बाहरी भाग में क्षत होकर उनसे रक्तस्राव होने पर इस दवा से महान् लाभ होता है।

शक्ति Q, 1x, 2x.

वर्नोनिया एन्थालमिन्टिका
(Vernonia Anthelmintica)

सोमराज बीज से अरिष्ट तैयार होता है। मूल-अर्क को ओलिव-आयल में मिलाकर श्वेत-कुष्ठ में लगाने से फायदा होता है। कई प्रकार के चर्मरोग तथा कृमि में लाभदायक है।

शक्ति Q, 1x.

माइका (अबर्क)
(Mica)

बहुत ज्यादा रस, रक्त, वीर्य का क्षय होने के कारण दुर्बलता, स्नाय-विक दुर्बलता, नपुंसकता, क्षयरोग, बहुमूत्र और जीर्ण ज्वर में लाभप्रद सिद्ध हुआ है।

शक्ति 1x, 2x.

ट्रिबुलस टेरेस्ट्रिस (गोखुरा, इक्षुगंधा)

(Tribulus Terrestris)

ध्वजभंग, प्रमेह, स्नायविक, शारीरिक और मानसिक दुर्बलता में लाभप्रद है।

शक्ति Q, 1x, 5-8 बूंद की मात्रा में रोज 3 बार।

मूथा (मोथा)

(Mutha)

यह पाकाशय का एक महान् टॉनिक है। अजीर्ण अम्ल, अतिसार, पेट में वायु-संचय प्रवृति के लिए यह रामबाण है।

शक्ति Q, 1x.

पिक्रोरिजा (कुटकी)

(Pecrorrhiza)

कृमि और तज्जनित उपसर्ग, पाकाशय की गड़बड़ी के साथ ज्वर, पित्त की गड़बड़ी के साथ ज्वर, अजीर्ण और अम्ल में लाभदायक है।

शक्ति Q, 1x, 2x.

सिमूल (शेमल, शल्मली)

(Semul)

ध्वजभंग, धातु-दौर्बल्य, स्नायविक दुर्बलता में यह दवा विशेष उपकारी है। सन्निपातिक ज्वर या दीर्घकालीन ज्वर के बाद की नितान्त दुर्बलता में इस दवा की Q शक्ति, 5 बूंद की मात्रा में रोज 3 बार देने से रोगी तुरन्त बलिष्ट हो जाता है। अधिक दिनों तक रहने वाले और अधिक परिमाण में होने वाले ऋतुस्राव की यह एक अमोघ औषधि है।

डेमियाना, एवेना-सेटाइवा, अश्वगंधत, सैवाल-सेरूलेटा के साथ तुलनीय है।

शक्ति Q, 1x.

मेमरी (3x टेबलेट)
(Mammary)

डिम्बकोष की उत्तेजना, अतिरजः और कामोन्माद में यह उपयोगी दवा है। यह जरायु को संकुचित करती है। जरायु से रक्तस्राव या अन्य स्राव, स्तन का बहुत बड़ा हो जाना या बहुत छोटा हो जाना, दूध की मात्रा में कम हो जाने में लाभ करती है।

रोज 3-4 टिकिया सेवन करना चाहिए।

ओरकिक (3x टेबलेट)
(Orchic)

बांझपन, उम्र से पहले ही अकाल बार्धक्य या शरीर का विकास रुक जाना। ध्वजभंग, अत्यन्त अवसन्नता, एग्जिमा, मोटापा, अन्डकोष की सुपारी का बढ़ जाना इत्यादि लक्षणों में विशेष लाभकारी है।

ओवेरिन (3x टेबलेट)
(Ovarin)

यौवन समागम के समय अनियमित मासिक स्राव, ऋतुरोध, वाधक ऋतुशूल, 17-18 वर्ष की हो जाने पर भी छाती या योनि का विकास नहीं होना और स्वभाव में भी बचपना बना रहना। पुरुष सहवास की ओर प्रवृत्ति ही न होना। ऋतुस्राव के आगे-पीछे या किसी समय किसी-न-किसी प्रकार का स्नायविक या मानसिक विकार प्रकट होना। इन लक्षणों में इस दवा से आश्चर्यजनक लाभ होता है।

3-5 टिकिया रोज।

पेंक्रियाज (3x टेबलेट)

(Pancreas)

"मधुमेह"—पेशाब में चीनी आना। पेंक्रिया की बीमारियों में पेंक्रिया को ताकत प्रदान करना। शारीरिक संस्थानों में बाहरी रोग कीटाणुओं से मुकाबला करने की ताकत घट जाना। पाकाशय में गड़बड़ी के कारण पाचन क्रिया में कमजोरी प्राप्त होना और पाकाशय में तनाव का भाव" इत्यादि लक्षणों में विशेष लाभकारी है।

3-4 टिकिया रोज।

पाइनियल (3x टेबलेट)

(Pineal)

शरीर के विकास में कोई त्रूटि नजर न आने पर भी जिन बच्चों का मानसिक विकास अवरुद्ध होने पर इस दवा के प्रयोग से मानसिक विकास में प्रगति होती है। कम उम्र में ही मानसिक शक्तियों का ह्रास होते जाना यह मस्तिष्क का महान् टॉनिक है।

रोज 2-3 बार प्रति एक टिकिया की मात्रा में।

पिट्यूटरी (3x टेबलेट)

(Pituitary)

हमारे शरीर के अन्दर पाइनस, पिट्यूइटरी, थाइमस, थायराइड, सुप्रारेनल, गोनेडस वगैरह ग्रंथियां हैं जो अन्दर-ही-अन्दर अपने-अपने किस्म के रस द्वारा शरीर और दिमाग के विकास को कायम रखने में पोषण तत्वों का काम करते हैं।

जब वे ग्रंथियां ठीक से काम नहीं करती हैं तब जननेन्द्रिय और शरीर का विकास नहीं होने पर इस दवा से विशेष लाभ होता है। इसके अतिरिक्त मोटापा और दमा में भी इस दवा से विशेष लाभ होता है।

रोज 3-4 खुराक।

प्लेसेन्टल सब्सटेंन्स (3x टेबलेट)
(Placental Substance)

यह दवा उन माताओं के लिये महान् टानिक है जिनके दूध पर पले बच्चे का स्वास्थ्य विकास नहीं कर पा रहा हो, उनको इस दवा की 1 टिकिया की मात्रा में रोज 4 टिकिया खिलाने से शीघ्र ही उनके दूध में ज्यादा मात्रा में पोषण तत्व बढ़ जाते हैं और उस दूध को पीकर बच्चे खूब मोटे-ताजे, स्वस्थ और हृष्ट-पुष्ट हो जाते हैं।

पिट्यूइटरी की अति क्रियाशीलता से होने वाले उपसर्गों को भी यह शांत करती है।

गर्भावस्था की कै-मिचली में यह एक महान् लाभदायक औषधि है।

1 टिकिया की मात्रा में रोज 4 टिकिया।

प्रोस्टेट (3x टेबलेट)
(Prostate)

प्रोस्टेट ग्लैंड की गड़बड़ी के कारण स्नायविक अवसन्नता में यह दवा विशेष उपकारी है। पेशाब के पहले या बाद प्रोस्टेट से लसदार एक प्रकार का पदार्थ निकलना, प्रोस्टेट ग्लैंड का बढ़ जाना, ध्वजभंग, अंडकोष की सुपारी का बढ़कर कड़ा हो जाना और उनकी बीमारियों में यह दवा विशेष उपकारी है।

2 टिकिया की मात्रा में रोज 3 बार।

स्प्लीन (3x टेबलेट)
(Spleen)

यह दवा रक्तवर्द्धक है। रक्तस्वल्पता की अनमोल दवा है। प्लीहा में रक्त संचय और उसकी विवृद्धि, पुरानी बीमारियों में ठीक से शरीर का पोषण न होने पर जैसे—फेफड़े की बीमारी के बाद रक्तस्वल्पता और दुर्बलता होने पर, थाइसिस की वजह से शरीर जीर्ण-शीर्ण हो जाने पर,

मलेरिया के कारण उत्पन्न शारीरिक कमजोरी वगैरह के साथ दिन-प्रतिदिन शरीर का वजन घटता जाय तो इस दवा की 3 टिकिया प्रति मात्रा के हिसाब से रोज 4 बार खिलाना चाहिये। इससे शरीर का वजन बढ़ जाएगा, शरीर में नया खून दौड़ने लगेगा और नवजीवन का संचार होने लगेगा।

सुप्रारेनल (3x टेबलेट)
(Supra-Renal)

एडिसन्स बीमारी, ग्रेम्स बीमारी, घेंघा बढ़ने के साथ नेत्र का बड़ा होकर फैल जाना, सुखंडी, हैजा, रक्तस्वल्पता, कलेजे की बीमारियां, दुर्बलता और अनियमित नाड़ी और निम्न रक्तचाप ब्रोंइकियल नाली का दमा वगैरह मे यह दवा विशेष लाभप्रद है।

2 टिकिया की मात्रा में रोज 4 बार।

थाइमस (3x टेबलेट)
(Thymus)

साधारण घेंघा, विस्फोरित नेत्र के साथ घेंघा, जन्म जात अपर्याप्त और अवरुद्ध विकास और पुरानी संधियों की गड़बड़ी, लसिका ग्रंथियों की गड़बड़ी, अपूर्ण पोषण, बच्चों में विलंवित विकास, रक्तस्वल्पता, सर्वांगीण दुर्बलता, रक्त दूषित हो जाना, इत्यादि में यह विशेष लाभप्रद दवा है।

1 टिकिया की मात्रा में रोज 4 खुराक।

थायरायड (3x टेबलेट)
(Thyroid)

थायरायड ग्लैंड की क्रिया का अभाव, विचार पर विभिन्न प्रकार के उद्भय, सुस्ती, थकावट, बोली लटपटाना या तुतलापन। अवरुद्ध विकास और मानसिक अविकसित बच्चे। बांझपन, यौवन आगम में विलंब, वातज अवस्थाएं, स्नायुशूल, मासिक ऋतुस्राव की गड़बड़ी, रात में पेशाब बिछौने

पर ही हो जाना इत्यादि उपसर्गों में यह एक महान् लाभकारी महौषधि है।

2 टिकिया की मात्रा में रोज 4 बार।

एकोनाइट नैप

(Aconite Nap) Q

जब रोगी का शरीर बिल्कुल ठंडा हो जाय, नाड़ी लुप्त हो जाय तथा मृत्यु भय रहे उस समय 1 बूंद की मात्रा में इसकी शक्ति Q, 15 मिनट पर देनी चाहिए। हृत्पिण्ड की कमजोरी, परन्तु कलेजे की चाल समान, बहुत बेचैनी, मृत्यु भय, सब शरीर ठंडा और मुर्दे जैसा चेहरा हो जाने पर हिमांग अवस्था में इस दवा की शक्ति या 1x शक्ति 1 बूंद की मात्रा में प्रत्येक 10-15 मिनट के अन्तर से देना चाहिए।

वात ज्वर में बदन का ताप 105° डिग्री से अधिक होने पर एकोनाइट नैप 2x शक्ति का 1 बूंद की मात्रा में 15 मिनट पर प्रयोग करना चाहिए।

रूविनी कैम्फर Q और सिमिसिफ्यूगा Q के प्रयोग से भी वात ज्वर का ताप कम हो जाता है।

एकोनाइट रैडक्स

(Aconite Radix) 1x

दस्त-कै के साथ-ही-साथ समूचे शरीर का ठंडा हो जाना, सर्वाङ्ग शरीर नीला हो जाना, सांस लेने और छोड़ने में बहुत कष्ट, पेट में जोर का दर्द, चेहरा मलिन, पानी की तरह पतला मल, हरा, काला या पित्त-कै होना, पेशाब बन्द, सिर में चक्कर, श्वास-प्रश्वास ठंडा, नाड़ी क्षीण और लोप जैसी, पेट में ऐंठन प्रभृति लक्षणों में 1x प्रत्येक 15 मिनट पर 1 बूंद की मात्रा में देना चाहिए। अगर रोगी दवा खाने में असमर्थ हो तो सुंघाना चाहिए।

धनुष्टंकार के आक्षेप के समय सर्दी, सिहराबन और पसीना होने पर 1x, 1 बूंद की मात्रा में प्रत्येक 15 मिनट पर देना चाहिए।

एकिनेसिया

(Acenasia) Q

सर्वाङ्ग शरीर में ठंडा पसीना चलता हो, श्वास में बदबू, सुस्ती, काला खून निकलना, गले में घाव, डिफथीरिया रोग में 2 से 10 बूंद की मात्रा में 2 घंटे के अन्तर से देना चाहिए।

एगारिकस

(Agaricus) Q

यह ताण्डव या नर्तन रोग की प्रसिद्ध दवा है। सिर हिलते रहना, मेरुदण्ड में जोर का झटका लगना और सभी पेशियों तथा अंगों का काँपते रहना, खासकर बूढ़ों को इन लक्षणों में 1 औंस जल में 5 बूंद दवा मिलाकर रोज 3 बार देना चाहिए।

एमिल नाइट्रिक

(Amyl Nitric) Q

एकाएक बेहोश हो जाने में या मृगी रोग में सुंघाने से शीघ्र ही रोगी होश में आ जाता है।

शरीर के किसी भाग में असह्य दर्द होने पर यह दवा सुंघा देने से दर्द तेजी कम हो जाता है और रोगी को क्षणिक आराम मिलता है।

बर्बेरिस वलगेरिस

(Berberis Vulgaris)

यकृत और मूत्रयन्त्र का दोष रहने पर पंजरे के नीचे दर्द मालूम होना, यकृत में दर्द तथा पित्त-पथरी के साथ पेट में दर्द होना, Q शक्ति की दवा 2-5 बूंद की मात्रा में गरम जल के साथ रोज 4-5 खुराक देनी चाहिए।

पित्त-पथरी निकलने के समय जब रोगी को असह्य दर्द हो और कैल्के-रिया-कार्ब वगैरह दवाओं के प्रयोग से दर्द में आराम न हो तब बर्बेरिस Q, 5 बूंद की मात्रा में प्रति 15 मिनट के अन्तर से देना चाहिए। इससे दर्द तुरन्त शांत हो जाता है।

यकृत में रक्तसंचय होकर, मूत्रनली, जांघ, कमर और पुट्ठे में दर्द होने पर इस दवा का प्रयोग करना चाहिए।

पित्त-पथरी से उत्पन्न हरितपाण्डु रोग में इस दवा की Q शक्ति, 5 बूंद की मात्रा में रोज 3 बार प्रयोग करने से बहुत लाभ होता है।

मूत्र शूल-वेदना यानि मूत्रनली से पथरी निकलते समय की असह्य वेदना में कमर और तलपेट पर गरम जल की सेक (Hot fomentation) और बर्बेरिस Q, 5 बूंद की मात्रा में 15 मिनट के अन्तर से देना चाहिए। 8-10 खुराक खाने के बाद भी अगर कोई लाभ न हो तो इसी दवा की 6 वीं शक्ति का प्रयोग करना चाहिए।

मूत्रनली में दर्द और पेशाब में पहले सफेद और पीछे लाल मांड़ की तरह तली जमने पर बर्बेरिस-वल्गेरिस Q प्रत्येक 1 घंटे पर प्रयोग करना चाहिए।

सिमिसिओ
(Simicio) Q

जिस स्त्री को अनियमित ऋतु होता हो उसे इस दवा का सेवन करने से रजः शुद्ध होकर नियमित रूप से ऋतुस्राव होगा।

आधा औंस जल के साथ 3 बूंद दवा रोज 3 बार देनी चाहिए।

सिनिसिओ
(Cinicio) Q

यदि लड़कियों के यौवन-आगम के समय में पहली बार के ऋतुस्राव में विलम्ब हो तो इस दवा का सेवन करने से शीघ्र ही ऋतुस्राव जारी हो

जाता है। पर्याय-क्रम से अशोका Q का व्यवहार करने से सोने में सुहागा हो जाता है।

पहली बार के ऋतुस्राव के बाद से दुबारा ऋतुस्राव नहीं हो या ऋतु अनियमित हो तो इस दवा का प्रयोग करने और पर्याय-क्रम से अशोका Q का सेवन करने से ऋतुस्राव नियमित हो जाता है।

आधा औंस जल के साथ Q शक्ति, की 3-4 बूंद की मात्रा में रोज 3 बार सेवन करना चाहिए।

हाइपेरिकम
(Hypericum) Q

यह धनुष्टंकार रोग में बहुत ही उपकारी है, खासकर स्नायु केन्द्रों में आघात लग कर धनुष्टंकार और बेहोशी होने पर इस दवा की Q शक्ति, 5 बूंद की मात्रा में 1-2 या 3 घंटे के अन्तर से व्यवहार करने पर आशातीत सफलता मिलती है।

स्वयंभूत धनुष्टंकार में यदि जोर की खींचन न हो तो हाइपेरिकम Q से विशेष लाभ होता है।

स्नायुतंन्तु पर चोट लगने के कारण चर्मरोग होने पर हाइपेरिकम Q, 2 बूंद की मात्रा में रोज 2 बार देनी चाहिए।

मुंह के मांस को आपरेशन के सिलसिले में काट लेने के बाद यदि हनुस्तम्भ हो जाय या दाँत पर दाँत बैठ जाय और वह पुराना रूप धारण करे तो हाइपेरिकम Q, 2 बूंद की मात्रा में रोज 3 बार अधिक दिनों तक प्रयोग करना चाहिए।

गलथेरिया
(Gultheria)

वात रोग में प्रदाह होना, दर्द और सूजन में इस दवा की Q शक्ति, 3 से 5 बूंद की मात्रा में प्रति 4 घंटे पर सेवन करने से वात कष्ट दूर हो जाता है।

इक्विसेटम
(Equisetum)

नींद में पेशाब हो जाना, बीमारी में जब सिपिया, कस्टिकम, बैल वगैरह दवाएं विफल हो जाती हैं उस समय इक्विसेटम Q, 3 बूंद की मात्रा में रोज 3 बार प्रयोग करने से नींद में पेशाब करने की आदत छूट जाती है।

ओइनेन्थी क्रोकेटा
(Oenanthe Crocata)

मृगी रोग की यह पेटेन्ट दवा हो गयी है। सिर में चोट लगने के कारण या ऋतुरोध होने के कारण मृगी रोग में ठीक उसी तरह लाभप्रद है जिस प्रकार अति हस्तमैथुन के कारण उत्पन्न मृगी में व्यूफो लाभ-प्रद है।

मदर-टिंकचर की 2 बूंद दवा 2 औंस गर्म पानी में मिला कर रख लीजिये। प्रति 2 घंटे पर उसी दवा में से एक चम्मच दवा का व्यवहार करना चाहिए या एक चम्मच पानी के साथ 1 बूंद Q शक्ति की दवा देनी चाहिए।

पाइनस
(Pinus)

किसी भी कारण से मासिक स्राव बन्द हो तो इस दवा की Q शक्ति 10 बूंद की मात्रा में रोज 3 बार सेवन करने से मासिक स्राव खुलकर होता है।

धोखे से अगर कहीं 3 महीने तक की गर्भवती स्त्री को यह दवा उप-रोक्त रीति से खिला दी जाय तो गर्भस्राव निश्चित रूप से हो जाता है, लेकिन किसी प्रकार का अनिष्ट नहीं होता। अतः खूब सोच-समझकर इस दवा का प्रयोग करना चाहिए।

कान में असह्य दर्द होने पर पल्स Q, 2 बूंद की मात्रा में कई बार डालने से दर्द शांत हो जाता है।

शक्ति Q.

सिकेलि कोर
(Secale Cor)

पाइनस की तरह ही इस दवा को भी व्यवहार करने से ठीक उसी प्रकार की क्रिया यह दवा भी करती है। अतः जहाँ मासिक स्राव बन्द हो, हाथ-पैर में जलन हो और स्त्री गर्भवती हो वहाँ इस दवा का प्रयोग करने से ऋतुस्राव खुलकर होता है। गर्भवती स्त्री को कभी भी भूलकर यह दवा नहीं देनी चाहिए वरना 3-4 महीने तक की गर्भवती स्त्री का गर्भस्राव हो जायगा।

शक्ति Q; 10 बूंद की मात्रा में रोज 3 बार।

पल्सेटिला
(Pulsatilla)

जो काम पाइनस और सिकेलि करते हैं वही काम पल्सेटिला भी करता है।

शक्ति Q, 5 बूंद की मात्रा में रोज 3 बार।

सल्फर-गंधक
(Sulphur) Q

हाथ-पाँव में जलन हो, स्त्री खुली हवा में रहना चाहती हो लेकिन नहाने से अनिच्छा हो मासिक स्राव रुका हो तो वहाँ सल्फर Q या 1x, 5 बूंद की मात्रा में प्रयोग करने से अवश्य ही ऋतुस्राव खुल कर होता है।

गर्भवती स्त्री को यह दवा नहीं देनी चाहिए, क्योंकि इससे 3-4 महीने का गर्भस्राव हो जाता है।

मिल्लिफोलियम
(Millefolium) Q

बच्चों को चमकीले लाल रंग के खून की कै होने पर और नाक से भी उसी प्रकार का रक्तस्राव होने पर इस दवा की Q, शक्ति 5 बूंद की मात्रा में 2-3 घंटे के अन्तर से या रोज 3 खुराक प्रयोग करने से रक्तस्राव बन्द हो जाता है।

शरीर के किसी भी भाग से उक्त प्रकार का रक्तस्राव होने पर उपरोक्त रीति से इस दवा का प्रयोग करने से रक्तस्राव बन्द हो जाता है।

नाक से रक्तस्राव होने पर फेरम आयोड 3x विचूर्ण, एम्ब्राग्रिसिया Q, और नेट्रम-नाइट्रिक 2x विचूर्ण भी अमोघ औषधियाँ हैं।

बार-बार या थक्का-थक्का नाक से शैरिक रक्तस्राव होने पर हेमा-मेलिस Q की करामात मशहूर ही है।

रक्त वमन होने पर चमकीला लाल रक्त रहने पर मिल्लिफोलियम Q, और शैरिक रक्तस्राव होने पर हेमामेलिस Q बहुत ही उपकारी औषधियाँ हैं। मिचली, कै के साथ चमकीले लाल रंग के रक्त वमन में इपिकाक 3x विशेष उपकारी है।

किसी कारण से पेशाब में खून निकलना या खून का ही निकलना लक्षण में अगर वह खून चमकीला लाल रंग का हो तो फिक्कस रिलीजि-ओजा Q की तरह मिल्लिफोलियम भी महान उपकारी औषधि है।

कैन्थारिस Q, कड़क, जलन के साथ पेशाब के रास्ते से रक्तस्राव होने पर 5 बूंद की मात्रा में। थ्लाप्सी वर्सापिस्टोरिस Q, मूत्रयंत्र में गड़बड़ी रहने पर, रक्त का पेशाब होने पर 5 बूंद की मात्रा में। सिनेसिओ Q भी इसी प्रकार पेशाब में रक्तस्राव होने पर लाभदायक औषधि है।

केनाबिस सेटाइवा
(Cannabis Sativa)

मूत्राशय में चिपटी कृमि पायी जाने पर कैनाबिस सेटाइवा Q, 5 बूंद की मात्रा में रोज 3 खुराक प्रयोग करने से पूर्ण सफलता मिलती है।

तरुण सूजाक में इस दवा की 1x शक्ति 2 बूंद की मात्रा में रोज 3 बार सेवन करने से अमित लाभ होता है। साथ ही वेसिकेरिया कौम Q' 5 बूंद की मात्रा में रोज 2 बार सेवन करने से आश्चर्यजनक लाभ होता है।

कोण्डूरैंगो
(Condurango) Q

पाकाशय में अर्बुद हुआ है, इतना संदेह होने पर ही कोण्डुरैंगो Q, 5 बूंद की मात्रा में रोज 3 खुराक देने से अर्बुद की वृद्धि रुक जाती है और हाइड्रैस्टिस 3x की 3 खुराक रोज 2 बूंद की मात्रा में पर्यायक्रम से व्यवहार होने पर अर्बुद निर्मूल होकर आराम हो जाता है।

काली आयोड
(Kali Iod) Q=1x

पारे के अपव्यवहार के कारण उत्पन्न पुरानी सर्दी में नाक से कड़ी या हरी आभा लिये काले रंग का या पीला बदबूदार श्लेष्मा निकलने और नाक में जख्म होने पर Q शक्ति की 2 बूंद की मात्रा में रोज 3 खुराक देनी चाहिए। 15 दिनों के बाद यही दवा 30 शक्ति में रोज 2 खुराक देनी चाहिए।

उपदंश रोग की तीसरी अवस्था में पुराना स्वरयंत्र प्रदाह होने पर काली आयोड Q, 5 ग्रेन की मात्रा में रोज 2 बार देनी चाहिए।

पारे के अपव्यवहार होने के कारण, वात या उपदंश जनित दमा में सबुन के फेन की तरह कफ निकलना, बार-बार छींक नाक से पतला

श्लेष्मा निकलना और रात में श्वास कष्ट बढ़ जाना, लक्षण में इस दवा की 2 शक्ति की दवा 3 ग्रेन की मात्रा में रोज 2 बार और पर्यायक्रम से ब्लेटाओरयेन्टेलिस Q, 5 बूंद की मात्रा में रोज 2 बार व्यवहार करने से पुराने से पुराना दमा में भी आराम हो जाता है।

मूत्रशायी ग्रंथि प्रदाह में भी उपदंश या पारा सेवन का इतिहास प्राप्त होने पर काली आयोड Q, 2 ग्रेन की मात्रा पर 3 घंटे पर प्रयोग करना चाहिए।

कठिन घाव वाले उपदंश में तीसरी अवस्था में काली आयोड Q, प्रति मात्रा 5 ग्रेन रोज 2 खुराक और पर्यायक्रम से इचिनेशिया Q, 5 बूंद की मात्रा की मात्रा में रोज 2 बार सेवन करना चाहिए।

बेलिस पेरिनिस
(Bellis Perennis)

स्वप्न दोष, धातुदौर्बल्य खासकर हस्तमैथुन से पैदा हुए रोग में यह दवा जादू जैसा काम करती है। पेशाब में धातु गिरना, सिर में चक्कर आना आदि लक्षणों में 5 बूंद की मात्रा में रोज 2 बार सेवन करना चाहिये।

ज्यादा शुक्र क्षय होने के कारण अत्यन्त उपसर्गों में थूजा Q, 5 बूंद की मात्रा में प्रयोग करने से विशेष लाभ होता है।

काली सियेनेटम
(Kali Cyanatum) 3x

जब हिमांग अवस्था में रोगी बिलकुल मरनासन्न हो, जीने की कोई उम्मीद न हो, सांस बिलकुल बंद हो, सिर्फ रह-रह कर छाती जरा सा फूलती हो उस अवस्था में जब एसिड हाइड्रो भी विफल हो जाये तब इस दवा की 3x विचूर्ण जीभ पर 5 मिनट तक रगड़ते रहने से साँस पलट आती है, रोगी आँखें खोलता है और जीवन का लक्षण प्रगट होने गमलता है।

डा० हेक जोर देकर कहते हैं कि जब लक्षणों से निश्चित हो जाय कि रोगी हरगिज बच नहीं सकता, अवश्य ही मर जायगा उस समय जिंक-सियेनायड 1x से रोगी अवश्य बच जाता है।

एसिड हाइड्रो
(Acid Hydro)

हिमांग अवस्था में आंख-मुंह का बैठ जाना, चेहरा नीला, मुर्दे जैसा चेहरा और शरीर, पानी या दवा कंठ से नीचे न उतरता हो, धीरे-धीरे साँस का निकलना, ठंडा पसीना, नाड़ी लोप, जीभ तथा सर्वांग ठंडा, आधी खुली आँख या पुतली फैली हुई, हाथ-पैर के नख नीले और अगला भाग सिकुड़ा हुआ, बेहोशी या गों-गों करना, श्वास कष्ट के कारण बड़ी-बड़ी देर तक मुंह फाड़ना, मानों यह अन्तिम प्रयास है।

3x प्रति 5 मिनट पर जीभ पर डालिये।

आर्सेनिक
(Arsenic)

हैजा की परिणामावस्था में मूत्रनाश के साथ तन्द्रादोष हो, प्रलाप हो, बेचैनी हो तो 3x शक्ति में 1 बूंद की मात्रा में प्रति 1-2 घंटे पर प्रयोग करना चाहिए।

कुनैन से दबे हुए मलेरिया ज्वर और तज्जनित अनियमित ज्वर तथा अन्यान्य उपसर्गों में आर्सेनिक 3x सिर्फ एक खुराक देनी चाहिए। इससे दबाया हुआ बुखार जग जायगा और सदा के लिये चला जायगा।

काली ब्रोम
(Kali Brom)

हिजकी में जब सब दवा निष्फल हो जाये तब काली ब्रोम 2x विचूर्ण से अवश्य लाभ होता है।

चेहरे के मुहाँसे, बर्रे के लिये काली ब्रोम एक पेटेन्ट दवा जैसी बन गयी है। 2x विचूर्ण रोज 2 बार देना चाहिए।

युवती लड़कियों के चेहरे के बर्रे के लिए नक्स-जुगलैंस बेजोड़ दवा है। शक्ति 3x, 2 बूंद की मात्रा में रोज 2 बार देनी चाहिए।

सीना
(Cina)

कृमि जनित बुखार, टंकार, अकड़न, बेहोशी यानि सभी प्रकार के विकारों में सीना परम उपकारी महौषधि है। लगातार नाक खोंटते रहना, नींद में दाँत कड़कड़ाना, पेशाब के बाद उसमें माँड की तरह तली जमना, चिड़चिड़ा और जिद्दी स्वभाव, इन लक्षणों में सीना बेजोड़ दवा है।

शक्ति 2x, 3x, 1 बूंद की मात्रा में रोज 3 बार।

बैप्टोशिया
(Baptisia)

सड़ा पाखाना या दुर्गन्ध भरे गढ़ों वगैरह की गैस का सांस की राह से शरीर में जाना या खराब गंदे तालाब का पानी पीने के कारण पैदा हुए मलेरिया बुखार में 2-1 रोज में ही रोगी बहुत अधिक अवसन्न हो जाय, ज्वर का ताप 105° से 107° डिग्री तक चढ़ जाय, सिर में तेज दर्द, अंट-शंट बकना, रोगी समझे कि उसके अंग-प्रत्यंग अलग हो गये हैं और उन्हें जोड़ने के प्रयास में वह बेचैन हो तो इन लक्षणों में बैप्टीशिया Q, 3 बूंद की मात्रा में प्रति 2-3 घंटे के अन्तर से प्रयोग करना चाहिए।

सड़ा ज्वर या रक्त दूष्टि (Putrid fiver) में सन्निपातिक लक्षण में ताप 103°-105° डिग्री पहुँच जाय, पतला, बहुत बदबूदार, स्लेट के रंग के दस्त, बदन तथा साँस में दुर्गन्ध, जीभ सूखी और मलिन वगैरह लक्षणों में इस दवा की Q शक्ति 2 बूंद की मात्रा में प्रति 3-4 घंटे के अन्तर से सेवन करना चाहिए।

किसी भी बीमारी में सन्निपातिक स्थिति पैदा होने पर बैप्टीशिया Q अमोघ महौषधि है।

रक्तामाशय या आमाशय में सन्निपातिक स्थिति (Typhoid state) पर और गहरी सुस्ती के साथ बहुत ही बदबूदार पाखाना होने पर बैप्टीशिया Q, 1x, 2 बूंद की मात्रा में प्रति 4 घंटे के अन्तर से देना चाहिये।

चिनिनम सल्फ

(Chininum Sulph)

नये सविराम ज्वर में चिनिनम सल्फ 1x, 5 ग्रेन की मात्रा में बुखार आने के पहले रोज 4 खुराक प्रयोग करने से 1-2 ही दिनों में ज्वरावेश बन्द हो जाता है। ज्वर की शीत, उत्ताप और पसीने सभी अवस्थायें नियमित रूप से प्रगट हों तो पेटेन्ट औषधि के रूप में इस दवा का प्रयोग करना चाहिए।

इयुकलिप्टस ग्लोब

(Eucalyptus Globe)

किसी-किसी मलेरिया से उत्पन्न सविराम ज्वर में रोगी के शरीर में कोई लक्षण साफ नहीं दिखाई देता, ऐसे स्थान पर 'डा० डियुई, बोरिक और एन्टयूज' यह दवा देने की सलाह देते हैं।

शरीर का उत्ताप बहुत बढ़ जाना, कलेजा जोर से धड़कना, पीब और श्लेष्मा मिला कफ निकलना, पाकाशय की गड़बड़ी, मूत्रग्रन्थि का प्रदाह, पाखाना में तेज बदबू, सुस्ती और रक्त विकार पैदा होने पर इस दवा की Q शक्ति 3 बूंद की मात्रा में प्रयोग करना चाहिए।

मूत्र ग्रंथि का प्रदाह होने पर इस दवा की Q शक्ति 2 बूंद की मात्रा में प्रति 2-3 घंटे पर प्रयोग करना चाहिए।

मलेरिया औफिसिनेलिस

(Malaria Officinalis)

जिस प्रकार मलेरिया ज्वर के ताप को कम करने के लिये एलोपैथी में अलका सिट्रन या अलकलाइन मिक्सचर का प्रयोग होता है उसी प्रकार मलेरिया का तेज से तेज बुखार भी इस दवा के प्रयोग से उतर जाता है। तेज बुखार में प्रति 1 घंटा के अन्तर से इस दवा की 1x शक्ति 2 बूँद की मात्रा में प्रयोग करने से बुखार तुरन्त शाँत हो जाता है।

पुराने मलेरिया ज्वर में कुनैन वगैरह ऐलौपैथिक दवाओं का अपव्यवहार होने के कारण बुखार अटक गया हो और रोगी में धातु विकृति पैदा हो गई हो तो मलेरिया आफिसिनेलिस 1x, 2 बूँद की मात्रा में रोज 3 खुराक सेवन करना चाहिये या 1000 शक्ति सिर्फ की 1 ही खुराक दवा का प्रयोग करना चाहिए, इससे दबा हुआ बुखार उभर कर चला जायगा और रोगी नीरोग हो जायेगा।

विरेट्रम विरिड

(Veratrum Viride).

मलेरिया बुखार में नाड़ी भरी और कठिन, तेज और उछलती हुई, शरीर का ताप बहुत ऊंचा, कलेजे की तेज धड़कन, मिचली के साथ जाड़ा, माथे में रक्त संचय, प्रबल ऐंठन, जीभ पर लाल लकीर वगैरह लक्षणों में इस दवा की 1x शक्ति 2 बूँद की मात्रा में प्रति 2 घंटे के अन्तर से सेवन करना चाहिए। ज्वर उतर जाने पर रोज 3 मात्रा देनी चाहिए।

खसरा अच्छी तरह न निकलने के कारण ऐंठन हो, फेफड़े में खून जमा हो, मस्तिष्क में रक्त संचय हो, तो इस दवा की Q, 2x शक्ति की दवा 2 बूँद की मात्रा में रोज 4 खुराक देने से खसरा उभर आयगा और रोगी अच्छा हो जायगा।

मस्तिष्क कशेरुक ज्वर (Cerebro spinal fever) में माथा पीछे की ओर टेढ़ा हो जाय, तेज ऐंठन और खींचन हो तो इस दवा की Q शक्ति, 2 बूँद की मात्रा में प्रति 2-3 घंटे के अन्तर से प्रयोग करना चाहिये।

सर्दी-गर्मी (Sun Stroke) की भी यह महौषधि है।

निस्पन्द वायुरोग में हिस्टीरिया के कारण रोग उत्पन्न होने पर और मस्तिष्क में रक्त-संचय होने पर विरेट्रम विरिड 1x, 1 बूँद की मात्रा में प्रति 2-3 घंटे के अन्तर से प्रयोग करना चाहिये।

सिड्रन
(Cedron)

ठीक घड़ी की सूई पहले दिन जहाँ थी उसी समय रोज समय बांध कर आने वाले मलेरिया ज्वर या किसी भी रोग की यह एक पेटेन्ट दवा बन गयी है। जलाशय भरे स्थान का ज्वर रोज एक ही समय आता हो, जाड़ा कँपकँपी मिला ज्वर, पसीना बहुत थोड़ा या बिलकुल न रहे, माथे में रक्त-संचय वगैरह में 1x शक्ति की दवा 2 बूँद की मात्रा में 4 बार रोज व्यवहार करना चाहिए।

उपरोक्त प्रकार के बुखार के साथ रक्तामाशय रहने पर सिड्रन Q, 2 बूंद की मात्रा में रोज 4 बार सेवन करना चाहिए।

मलेरिया ज्वर के साथ रक्तामाशय रहने पर अल्सरोनिया Q, 3 बूंद की मात्रा में रोज 4 खुराक प्रयोग करना चाहिए।

चायना
(China)

सविराम ज्वर में जाड़ा लगने के पहले प्यास, जाड़े और उत्तापावस्था में प्यास न रहना, पसीने वाली अवस्था में तेज प्यास और कमजोर कर देने वाला पसीना, यकृत की जगह में दर्द, सिर में धमक जैसा दर्द, उष्णावस्था में शरीर पर से कपड़ा उतार देने की इच्छा, लेकिन इससे

जाड़े में वृद्धि, भूख और तन्द्राभाव रहने पर चायना 1x, 2 बूंद की मात्रा में रोज 4 खुराक सभी अवस्थाओं में व्यवहार करने से 2 दिनों में ज्वर बन्द हो जाता है।

इपिकाक
(Ipecac)

मलेरिया ज्वर के लक्षण साफ-साफ प्रकट न होने पर ज्वर की सभी अवस्थाओं में लगातार मिचली होने पर और कै होने पर भी मिचली बनी रहने पर इपिकाक 2x शक्ति की दवा का प्रत्येक 3 घंटे पर प्रयोग करना चाहिये। 6 खुराक खा लेने के बाद इपिकाक 200 शक्ति की सिर्फ 1 खुराक देने से ज्वर समूल नष्ट हो जाता है।

सैरासिनिया
(Saracenia)

चेचक का दाग मिटाने के लिये सैरासिनिया Q, 3 बूंद की मात्रा में रोज दो खुराक सेवन करने और चेहरे को ढके रहने से नये चेचक के दाग मिट जाते हैं और चेहरा चिकना पूर्ववत हो जाता है।

पुराने-से-पुराने चेचक के दाग में वेरियोलिनम सी० एम० शक्ति की दवा महीने में 1 खुराक प्रयोग करने से सभी दाग मिट जाते है चेचक के गड्ढे भर जाते है और चेहरा पूर्ववत हो जाता है।

इयुपेटोरियम पर्फ
(Eupatorium Perf)

यह तरुण सन्धिवात में पीठ के दर्द में महौषधि प्रमाणित हुई है। इनफ्लुयेंजा, मलेरिया, पित्त-जनित बुखार में पीठ या हड्डियों में तोड़ डालने वाले भयानक दर्द के लिये आमोघ दवा है।

1x शक्ति की दवा 2 बूंद की मात्रा में आवश्यकतानुसार 1-2-3 घंटे के अन्तर से प्रयोग करने पर आशातीत सफलता मिलती है।

बैलाडोना

(Belladona)

गर्दन के वात रोग में गर्दन अकड़ जाये और दर्द एकाएक बिजली के झटके जैसा जोर से आवे और एकाएक ही तुरन्त गायब हो जाए तो बैल 2, 1x दो बूंद की मात्रा में रोज 4 खुराक सेवन करना चाहिये ।

अर्टिका युरेन्स

(Urtica Urens)

ग्रंथिवात या गठिया में अर्टिका युरेन्स Q, प्रति खुराक 5 बूंद की मात्रा में खूब गर्म पानी में 4 घंटे के अन्तर से सेवन करनी चाहिए । यूरिक एसिड पेशाब के साथ बाहर निकलकर रोग जल्द अच्छा हो जाता है ।

मूत्ररोध निकार (Uraemia) में ओपियम से लाभ न होने पर आर्टिका युरेन्स Q की मात्रा में 5 बूंद चार घंटे के अन्तर से सेवन करनी चाहिये ।

जिन्हें गठिया वात हो, जिनके तंतुओं में यूरिक एसिड ज्यादा जमा हो उनके मूत्र-पथरी में अर्टिका यूरेन्स Q, 5 बूँद की मात्रा में रोज 4 खुराक गर्म पानी के साथ देनी चाहिये ।

हाइड्रास्टिस

(Hydrastis)

क्षय रोग में 'भूख का अभाव' के अतिरिक्त और कोई लक्षण प्रगट न हो तो भूख बढ़ाने के लिये हाइड्रास्टिस Q, 3 बूँद की मात्रा में रोज 3 बार सेवन करनी चाहिये ।

डा० एलेन की राय में यक्ष्मा में ट्यूबरकुलिनम का प्रयोग होने के बाद या वंश परम्परागत यक्ष्मा के प्रतिषेधक के रूप में ट्यूबरकुलिन

का व्यवहार होने के बाद रोगी पूर्ण स्वस्थ हो जाए तो रोगी को मोटा-ताजा बनाने के लिये ट्यूबरकुलिनम के बाद हाइड्रास्टिस Q, 3 बूंद की मात्रा में रोज 3 बार प्रयोग करनी चाहिये

जलन वाले अर्बुद में हाइड्रास्टिस 1x, 2 बूंद की मात्रा में रोज 3 खुराक सेवन करनी चाहिये।

नासारोग में पानी की तरह पीली आभा लिए हरा, गाढ़ा बदबूदार स्राव जहां लगता हो वहीं खाल उधड़ जाए, श्लेष्मा का गले में जमा होना, दोनों नाक के छेद की बीच वाली अस्थि-प्राचीर (Septum) में घाव हो जाए [illegible] हाइड्रास्टिम 1x, 1 बूंद की मात्रा में रोज 3 बार प्रयोग करनी चाहिए।

पित्त-पथरी में भी हाइड्रास्टिस Q, 5 से 1C बूद की मात्रा में आवश्यकतानुसार 2-3 घंटे के अन्तर से प्रयोग करना चाहिये। नये पाण्डु रोग में हाइड्रास्टिस Q, 5 बूंद की मात्रा में रोज 3 बार सेवन करनी चाहिये।

जिन्सेंग
(Ginseng)

सब प्रकार की हिचकियों में जिन्सेंग Q, 5 बूंद की मात्रा में 10-15 मिनट के अन्तर से प्रयोग करना चाहिये।

जेबोरेन्डी
(Jaborandi)

यक्ष्मा रोग में बहुत अधिक परिमाण में कमजोर बना डालने वाले पसीने को बन्द करने के लिये जेबोरेन्डी 2x, 1 बूंद की मात्रा में रोज 3 बार प्रयोग करनी चाहिये।

एब्रोटेनम
(Abrotanum)

क्षयकास के साथ अन्त्रावरक-प्रदाह (Peritonilis) होने पर दोनों पैर की ओर से दुबलापन ऊपर की ओर बढ़ता जाए, पेट हमेशा फूला रहे, चेहरा सिकुड़ा, ठंडा, सूखा और पीला रहे, खूब खाए फिर भी दुबला-पतला होता जाए तो इस लक्षण पर डा० जोन्स कहते हैं कि "एब्रोटेनम 1x, की मात्रा 5 बूंद, 2 से 8 घंटे तक का अन्तर देकर प्रयोग करना चाहिये।"

नक्स जुगलान्स
(Nux Juglans) Q

क्षय रोग में खांसी, स्वरभंग, छाती में भार मालूम होना, पेट फूलना या कड़ा हो जाना, अतिसार, अजीर्ण, बगल या पुट्ठे में गांठ निकलना और पीब होना लक्षणों में नक्स जुगलान्स Q, 1x 2 बूंद की मात्रा में रोज 3 बार सेवन करने से अमित लाभ होता है।

नेट्रम अर्स—2 विचूर्ण
(Netrum Ars) Q

क्षय रोग की बढ़ी हुई अवस्था में जब बहुत अधिक हरी आभा लिये श्लेष्मा निकलती हो तो नेट्रम आर्स-2 विचूर्ण 3 ग्रेन की मात्रा में रोज 3 बार सेवन करनी चाहिये।

जब हरी आभा वाली श्लेष्मा निकलनी बन्द हो जाए तब यह दवा बन्द कर देनी चाहिये और लक्षणानुसार अन्य औषधि का प्रयोग करना चाहिये।

एपोसाइनम
(Apocynum) Q

सर्वांगीण शोथ में रोगी सर्दीला हो यानि गर्म वातावरण और गर्मी से उसका मिजाज अच्छा रहता हो, ज्यादा प्यास हो और पानी के अनुपात

में ही कै-दस्त हो तो एपोसाइनम Q, 3 बूंद की मात्रा में रोज 4 बार सेवन करने से शोथ शीघ्र ही अच्छा हो जाता है।

माथा भारी, कमजोरी, हमेशा तन्द्रा या नींद में बेचैनी, नाड़ी मृदु, कब्जियत, परन्तु पाखाना नर्म हो, अनजान में पेशाब निकल जाता हो, पेट से लेकर छाती तक भारी मालूम होना, छाती के दर्द के कारण रोगी बार-बार लम्बी सांस लेता हो, गर्म प्रयोग से दर्द में उपशम, हृत्पिण्ड की क्रिया कमजोर इत्यादि लक्षणों में एपोसाइनम Q, 5 बूंद की मात्रा में रोज 3 बार प्रयोग करना चाहिये।

कैनाबिस इण्डिका
(Canabis Indica)

अधकपारी के दर्द में 'डा० काउपरथेट' कैनाबिस इण्डिका Q, 3 बूंद की मात्रा में रोज 3 बार सेवन करने की सलाह देते हैं।

फाइसोसटिगमा
(Physostigma)

सिर में चक्कर आने की बीमारी में आँखों की पुतलियां और पेशियां सिकुड़ जाने पर इस दवा की Q शक्ति 3 बूंद की मात्रा में रोज 3 बार सेवन करनी चाहिये।

रतौंधी होने पर या रात में रोशनी में पढ़ने में दिक्कत होने पर फाइससटिगमा 1x, 1 बूंद की मात्रा में रोज 3 बार सेवन करनी चाहिये।

मस्कस
(Moschus)

हिस्टीरिया रोग में बेहोशी होने पर मस्कस Q सुंघाने से रोगिनी तुरन्त होश में आ जाती है। कैम्फर Q, और एमोनिया भी नाक के पास रखने से होश जल्द ही आ जाता है।

हिस्टीरिया जनित या हिस्टीरिया रोग के साथ दमे का प्रबल प्रकोप रहने पर मस्कस 1x, 2 बूंद की मात्रा में रोज 3 बार सेवन करने से दमा आरोग्य हो जाता है।

लारोसिरेसस
(Laurocerasus)

सन्यास रोग की यह एक उत्तम दवा है। रोग एकाएक पैदा हो जाने पर इस दवा की 1x शक्ति 2 बूंद की मात्रा में प्रति 2-3 घंटे पर सेवन करने से रोग आगे नहीं बढ़ता और तुरन्त आराम हो जाता है।

नक्स-वामिका
(Nux Vomica)

धनुष्टंकार रोग में नक्स-वामिका 1x शुरू में 2 बूँद की मात्रा में प्रयोग करने से धनुष्टंकार में विशेष लाभ होता है।

स्ट्रिकनिया 2x विचूर्ण भी धनुष्टंकार की प्रारम्भिक अवस्था की महौषधि है, मात्रा 2 ग्रेन की मात्रा में प्रति 2-3 घंटे के अन्तर से सेवन करना चाहिये।

शराब पीने के कारण स्नायु-प्रदाह (Neuritis) होने पर नक्स-वामिका 1x, 1 बूँद की मात्रा में एक खुराक शाम को और दूसरी खुराक रात में सोते समय सेवन करने से अमित लाभ होता है।

अफीम खाने के कारण कँप-कँपी (Tremor) होने पर नक्स-वामिका 1x, 1 बूँद की मात्रा में रोज 3 बार सेवन करना चाहिए।

हाइड्रोफोबिन
(Hydrophobin)

जलातंक (Hydrophobia) पागल कुत्ता, सियार या बिल्ली के काटने पर जलातंक होने पर हाइड्रोफोबिन 3x, 1 बूँद की मात्रा में रोज 3 बार सेवन करने से यह रोग शीघ्र ही दूर हो जाता है।

कुछ दिनों के बाद 200 शक्ति की यही दवा सिर्फ 1 खुराक देनी चाहिए।

स्ट्रिकनिया फास—2x, 3x

(Strychnia Phos)

पक्षाघात में इस दवा की 2x-3x शक्ति 3 बूँद की मात्रा में रोज 3बार सेवन करने से प्राय: बहुत लाभ होता है। यह स्नायुओं में उत्तेजना प्रदान करता है।

सुनिर्वाचित औषधि के साथ-साथ पर्यायक्रम से इस दवा का व्यवहार करने से अति लाभ होता है।

फार्मिका रूफा

(Formica Rufa)

नासिका के अर्बुद (Nasal Polypus) में डाक्टर कूपर जोर देकर कहते हैं "कि नासारंध्र के अर्बुद रोग में इस दवा से बढ़कर कोई दूसरी दवा नहीं है।"

यह दवा 1x शक्ति में 2 बूँद की मात्रा में रोज 3 बार सेवन करनी चाहिए।

पर्यायक्रम से थूजा 30 नित्य 1 बूँद की मात्रा में रोज 2 बार प्रयोग करने से आश्चर्यजनक लाभ होता है।

सेनेगा

(Senega) Q

दमा—इसमें खाँसी पहले सूखी और इसके बाद बहुत कफभरी, उसके बाद साँय-साँय शब्द और छाती में दबाव मालूम होना या छाती की अकड़न, बहुत सा कफ जमा होने के कारण लगातार कष्टकर खाँसी और दम फूलने का भाव बढ़ जाना, छाती में घड़-घड़ शब्द, स्वर-भंग, विश्राम

करने और घूमने से उपसर्गों का बढ़ना, पसीना निकलने तथा सिर झुकाने पर उपशम इत्यादि लक्षणों में डा० नैश सेनेगा Q, 5-6 बूँद की मात्रा में रोज 4 बार प्रयोग करने की सलाह देते हैं।

चियोनैन्थस
(Chionanthus) Q

पित्त-पथरी की शूल बन्द करने के लिए चियोनैन्थस Q, 5 से 10 बूँद की मात्रा में प्रयोग करने से पित्त-पथरी के दर्द से आराम हो जाता है और लगातार व्यवहार करने से दर्द का दुबारा आक्रमण नहीं होता।

पर्यायक्रम से कार्डुअस मेरियेनस Q, 5 बूँद की मात्रा में रोज 2 बार प्रयोग करने से आशातीत सफलता मिलती है। इसकी बर्बेरीस-वलगेरिस (Barberis Vulgaris) Q से तुलना कर सकते हैं।

डायोस्कोरिया
(Dioscorea) Q

पित्त-पथरी के शूल में असह्य दर्द होने पर रोगी पीछे की ओर शरीर को तानता है। Q शक्ति में 5 बूँद की मात्रा में रोज 3 बार प्रयोग करने से अधिक लाभ होता है। किसी भी दर्द में उपर्युक्त लक्षण रहने पर विशेष लाभ होता है।

स्वप्नदोष के बाद जाँघ के नीचे पाँव, टखना में दर्द होना और उनकी दुर्बलता में डायस्कोरिया 1x, 2 बूंद की मात्रा में प्रयोग करने से स्वप्न दोष और उसके साथ ही अन्य लक्षण दूर हो जाते हैं।

शक्ति Q, 1x.

कोलेस्ट्रिनम
(Cholestrinum)

पित्त-पथरी के शूल में अमेरिका के डा० स्वोयान ने कोलेस्ट्रिनम 1x का प्रयोग कर आशातीत सफलता प्राप्त की है और इंग्लैंड के

डा० बर्नेट ने पित्त-पथरी रोग की भिन्न-भिन्न अवस्थाओं में 3x विचूर्ण सेवन कराकर बहुत से रोगियों को ठीक कर चुके हैं।

कैफेइन
(Caffein)

बार-बार दस्त होने के कारण रोगी के हृत्पिण्ड की क्रिया तुरन्त बन्द होने की संभावना होने पर कैफेइन $\frac{1}{4}$ ग्रेन की मात्रा में देने की सलाह कई प्रसिद्ध डाक्टर देते हैं। कैफिन हृत्पिण्ड को उत्तेजना प्रदान करनेवाली एक बढ़िया दवा है।

डा० सीताराम दास की राय है कि कैफिन 1 भाग में 9 भाग सुगर आफ मिल्क मिला कर खूब देर तक खरल में रगड़ कर उसका 1x विचूर्ण तैयार किया जाय और प्रति खुराक 3 ग्रेन की मात्रा में कैफिन 1x का प्रयोग करना स्थूल कैफिन से ज्यादा लाभदायक होता है।

वेक्सिनिनम मेटालिकम
(Vaccininum Metallicum)

नये या पुराने रक्तमाशय में जब आँतों में सड़ने वाली अवस्था शुरू हो जाती है उस समय इस दवा का प्रयोग करने से आँतों का सड़ना बन्द हो जाता है और रक्तामाशय से भी रोगी शीघ्र ही मुक्त हो जाता है।

शक्ति Q प्रति खुराक 8-10 बूंद की मात्रा में रोज 2-3 बार सेवन करना चाहिए।

आर्निथोगैलम ऐम्बेलेटम
(Arnithogallum Ambeletum)

पाकाशय के जखम में इस दवा की Q या 1x शक्ति 2 बूंद की मात्रा में सिर्फ 1 खुराक सेवन करने से आश्चर्य जनक लाभ होता है। जरूरत पड़ने पर कुछ दिनों के बाद दूसरी खुराक दे सकते हैं।

एलोज

(Aloes)

खून मिले उदरामय या आमाशय के साथ काँच निकलने पर, मल-नली की नियंत्रक स्नायु (Sphedcter ani) की शिथिलता के कारण स्वयं ही अनजान में पाखाना होने पर इस दवा का प्रयोग करने से काँच निकलना ठीक हो जाता है।

शक्ति Q, 2 बूँद की मात्रा में रोज 4 खुराक।

सेन्टोनाइन

(Santonine)

डा० कस्टिस सैन्टोनाइन 1x विचूर्ण के बारे में कहते हैं कि सभी प्रकार के कृमि रोग में 2 से 5 ग्रेन की मात्रा में प्रति 3 घंटे के अन्तर से व्यवहार करना करीब-करीब स्पेसिफिक ही है अर्थात् सेन्टोनाइन 1x सभी प्रकार की कृमि की अमोघ दवा है।

डा० सीताराम दास का अनुभव है कि सिर्फ सैन्टोनाइन 1x विचूर्ण का सेवन करना कई बच्चों को सहन नहीं होता। उन्हें कै हो जाती है। अतः सेन्टोनाइन प्रयोग करने का सबसे अच्छा तरीका वे निम्न प्रकार बताते हैं :—

सैन्टोनाइन 1x, 2 ग्रेन की मात्रा में ही व्यवहार करना चाहिए। इससे अधिक मात्रा में जवानों को भी नहीं देना चाहिए। पहले दिन 3 खुराक देने के बाद रात में कैस्टर आयल विशुद्ध ठंडे पानी में बच्चों को 2 बूंद और वयस्कों को 5 बूंद पिला देना चाहिए। इससे पाखाना साफ होगा। फिर 2 दिन के बाद इसी प्रकार सैन्टोनाइन और कैस्टर आयल का प्रयोग करना चाहिए। इसके बाद सीना का लक्षण न रहने पर भी सीना 200 की एक मात्रा देना चाहिए।

कृमि को निर्मूल करने के लिए 15 दिन के बाद इसी प्रकार तीनों दवाओं का क्रम से व्यवहार करना चाहिए।

फिलिक्स मास
(Filix Mas)

फिलिक्स मास Q, 5 बूँद की मात्रा में रोज 3 खुराक सेवन करने से फीते की तरह लम्बी कृमि और केंचुए की तरह वाली कृमि नष्ट हो जाती है।

टयुक्रियम
(Teucrium)

सून की तरह कृमि टयुक्रियम 1x, 3 बूंद की मात्रा में 3 बार सेवन करने से निर्मूल हो जाती है।

केनोपोडियम तेल
(Chenopodium Oil)

गोल कृमि के लिये केनोपोडियम Q, 10 बूंद की मात्रा में 2 घंटे के अन्तर से सिर्फ 3 खुराक खिलाना चाहिए।

कुछ दिनों के बाद जरूरत होने पर यही दवा दुहरायी जा सकती है।

एनाकार्डियम
(Anacardium)

फिलपाँव में हाइड्रो कोटाइल से लाभ न होने पर एनाकार्डियम 1x, 1 बूंद की मात्रा में रोज 3 बार सेवन करने से विशेष लाभ होता है।

यदि रोग इस दवा से भी निर्मूल न हो, तो होम्योपैथी की सुनिर्वाचित औषधि से पूर्ण आरोग्यता तो होगी ही।

थाइमल
(Thymol)

हुकवर्म में थाइमल Q उपवास की अवस्था में प्रातः काल 2-2 घंटे के अन्तर से 7 से 30 ग्रेन की मात्रा में देना चाहिए। 2 घंटे के बाद

कैस्टर आयल 5 बूंद की मात्रा में पानी के साथ देनी चाहिए। दूसरे सप्ताह भी इसी क्रम को दुहरा देना चाहिए।

मिरिका
(Myrica)

बच्चों के कामला या यकृत दोष रहने पर साथ ही अनिद्रा हो, तो मिरिका Q, दो बूंद की मात्रा में रोज 3 बार सेवन करने से अनिद्रा के साथ कामला में भी आराम हो जाता है। यकृत प्रदेश में प्रदाह और दर्द रहने पर भी यह दवा विशेष लाभप्रद है।

क्लिमेटिस
(Clematis)

मूत्रनली के यान्त्रिक संकोचन में क्लिमेटिस Q, 3 बूंद की मात्रा में रोज 3 बार सेवन करने से ज्यादा लाभ होता है।

आयोडिन
(Iodine)

मूत्र-रोध विकार से पैदा हुए वमन में 1 औंस ठंडे पानी में 5 बूंद आयोडिन मिला देना चाहिए। उसमें से आधा ड्राम की मात्रा में इस दवा का सेवन करना चाहिए। वमन बन्द हो जाने पर दवा भी बन्द कर देनी चाहिए।

चिमाफिला
(Chimaphilla)

मूत्राशय प्रदाह की पुरानी अवस्था में चिमाफिला Q, 5-6 बूंद की मात्रा में प्रति 3 घंटे पर सेवन करनी चाहिए।

स्तन का आकार बेतरह बढ़ जाने पर इस दवा की 1x शक्ति 1 बूंद की मात्रा में रोज 3 बार सेवन करने से स्तन स्वाभाविक आकार में

परिणत हो जाता है। स्तन को सुदृढ़, गोल और पुष्ट बनाने के लिये चिमाफिला के साथ पर्याय-क्रम से मैमरी 3x, 2 टिकया की मात्रा में रोज 3 बार सेवन कराना चाहिए। स्तन के फोड़ा और अर्बुद में भी तेज दर्द रहने पर चिमाफिला अमोघ औषधि है।

स्टिगमाटा मेइडिस
(Stigmata Meidus)

पित्त-पथरी रोग में छोटी पथरी निकलने के समय के असह्य दर्द में इस दवा की Q शक्ति 20 बूँद की मात्रा में सेवन करने से डा० हैनसैन वगैरह को बहुत फायदा दिखाई दिया है। आप भी अवश्य परीक्षा करें।

प्रेरेरा ब्रेवा
(Prerera Breva)

मूत्र-पथरी के दर्द में इस दवा की Q शक्ति की 30 बूँद 2 औंस गर्म पानी के साथ आधा-आधा घंटे के अन्तर से सेवन करनी चाहिए। पेशाब का वेग रहने पर भी बड़े कष्ट से पेशाब निकलना, मूत्राशय में भरापन का बोध, मूत्र-स्थली और कभी-कभी पीठ में तेज दर्द, तकलीफ के मारे चिल्लाकर रोने लगना, मूत्र कृच्छता, पेशाब में बालू के कण या ईंट के चूर की तरह बालू दिखाई पड़ना इत्यादि लक्षणों में विशेष उपकारी है।

थ्लैप्सी बर्सा पेस्टोरिस
(Thlapsi Bursa Pastoris)

पेशाब से खून निकलता हो, तो इस दवा की Q शक्ति 5 बूँद की मात्रा में प्रति 4 घंटे पर सेवन करने से अधिक लाभ होता है।

मूत्र-पथरी में भीषण दर्द हो, तो यही दवा Q शक्ति 5 बूँद की मात्रा में प्रत्येक आध-एक घंटे के अन्तर से सेवन करना चाहिए।

मूत्र यन्त्र के विकार के कारण शोथ होने पर इस दवा की Q शक्ति 5 बूँद की मात्रा में रोज 3 बार सेवन करने से शोथ भी शीघ्र ही आराम हो जाता है।

कोक्कस केक्टी

(Coccus Cacti)

मूत्र-पथरी में इस दवा की Q शक्ति 5 बूँद की मात्रा में प्रत्येक 3 घंटे पर सेवन करने से विशेष लाभ होता है।

सैबाल सेरूलेटा

(Sebal Serrulata)

कमजोरी के कारण संगम करने की ताकत न रहने पर इस दवा का प्रयोग करना चाहिए। ध्वजभंग में इस दवा की Q शक्ति 5 बूँद की मात्रा में रोज 3 बार सेवन करनी चाहिए।

मुखशायी ग्रंथि का बढ़ना (Enlargement of Protratic gland) में जब बूढ़ों को बिना केथरेटर डाले पेशाब नहीं उतरे, उस समय इस दवा की Q शक्ति, 5 बूँद की मात्रा में हरएक घंटे पर सेवन करने से अधिक लाभ होता है।

विस्कम अल्बम

(Viscum Album)

प्रमेह रोग से पैदा हुए संधिवात या ग्रंथिवात खासकर औरतों को इस दवा की Q शक्ति 5 बूँद की मात्रा में रोज 3 बार सेवन करने से विशेष लाभकर होता है।

जैकारन्डा गुयालेंडी

(Jacaranda Gualandi)

उपदंश रोग के कारण आंखों और गले का मध्य भाग आक्रान्त होने पर तथा लिंग पर जख्म आदि के उपसर्ग बढ़े हुए होने पर इस दवा की Q शक्ति, 5 बूँद की मात्रा में रोज 5 खुराक प्रयोग करने पर उपदंश के सभी उपसर्ग निर्मूल हो जाते हैं।

थायरायडिन
(Thyroidine)

गलगण्ड के साथ जड़बुद्धि और शरीर विकृति का मूल कारण है थायरायड ग्लैंड की निष्क्रियता। उसी ग्लैंड का स्राव ठीक से निकालने के लिये और जड़बुद्धि विकृत तन मानव को सही माने में विकसित मानव बनाने के लिये थायरायडिन 3x, प्रति मात्रा 5 ग्रेन रोज 3 बार सेवन करानी चाहिये। कुछ दिनों के बाद लम्बी अवधि पर इसी दवा की 200, 100 और ऊपर क्रम की दवा का भी प्रयोग करना जरूरी है।

चेहरे और दोनों शाखाओं के अनैसांगिक विवृद्धि में कड़ी हड्डियों पर अस्वाभाविक प्रवर्द्धन और साथ ही पिट्यूटरी ग्रंथि की अति क्रियाशीलता के कारण उत्पन्न उपसर्गों में थायरायडिन 3x सेवन करनी जरूरी है।

पर्याय-क्रम से हेक्कालाबा का भी उसी प्रकार प्रयोग करना चाहिए।

स्पंजिया
(Spongia)

डा० पर्सी कहते हैं कि चाहे किसी भी प्रकार का चर्म रोग क्यों न हो स्पंजिया Q, 2 बूंद की मात्रा में रोज 3 बार सेवन करने से जरूर निर्मूल हो जाता है।

कर्नस अलटरनीफोलिया
(Cornus Alternifolia)

डा० लूज (Lutze) कहते हैं कि फटे चमड़े से रक्तस्राव होता हो, तो इस दवा की Q शक्ति 5 बूंद की मात्रा में रोज 3 बार सेवन करने से रक्तस्रावी फटा चमड़ा ठीक हो जाता है।

इचिनेशिया अंगुस्टिफोलिया
(Echinacea Angustifolia)

इचिनेशिया सभी प्रकार के रक्त-विकारों को दूर करने की एक रक्तशोधक महौषधि है।

सर्पदंशन, कुत्ते, सियार के काटने का दुष्परिणाम, बिढ़नी, कीड़े, बिच्छू, मधुमक्खी के काटने का जहर विषैले कांटों के चुभ जाने का दुष्परिणाम, मछली का कांटा चुभ जाने पर विषाक्त हो जाना, घेंघा सीप वगैरह के खाने से शरीर में जहर फैल जाना वगैरह के दोषों को दूर करने में इचिनेशिया एक महान विश्वासनीय एवं लाभप्रद औषधि है।

सभी प्रकार के दूषित सड़न में यह सर्वश्रेष्ठ दवा है। बदबूदार जख्म, सड़ने वाले जख्म में इसका भीतरी और बाहरी प्रयोग करना चाहिए।

सेप्टिक रक्तदोष, सूतिका ज्वर, वस्तिगह्वर का तन्तु प्रदाह और दूषित अन्त्रावरक झिल्ली प्रदाह में इस दवा का प्रयोग होने से सभी जहर दूर हो जाते हैं और रोगी निरोग हो जाता है।

विसर्प रोग में भी इस दवा के भीतरी और बाहरी प्रयोग से आश्चर्य जनक लाभ होता है।

सन्निपातिक ज्वर, टाइफोमेलेरिया और डिफ्थीरिया में इस दवा के प्रयोग से आश्चर्यजनक लाभ होता है।

दूषित उदरामय, आमाशय, रक्तामाशय, शिशु-विसूचिका में भी यह आंतों के शोधक के रूप में कार्य करती है और इन बीमारियों से रोगी को शीघ्र ही मुक्त करती है।

बहुत से डाक्टरों ने मस्तिष्क झिल्ली-आवरण के प्रदाह (Cerebro-Spinal meningitis) में इस दवा का प्रयोग कर बहुत लाभ उठाया है।

यह टॉन्सिल प्रदाह, पुराने और दुर्गन्धियुक्त ब्रांकाइटिस, फुसफुस के क्षय रोग में बहुत ही उपकारी औषधि है।

मुंह के विभिन्न प्रकार के प्रदाह और तज्जनित जख्म में यह बहुत ही लाभकारी औषधि है।

फोड़ा, कार्बंकल सभी प्रकार के छाजन, जख्म, गंडमाला, धातु, विकृति जनित जख्म, ग्रंथियों की प्रदाहिक अवस्था, सोराजनित चर्मोद-भेद और सभी प्रकार के चर्मोद-भेद की तरह सर्वश्रेष्ठ महौषधि है।

उपदंश की सभी अवस्थाओं में इसका आरोग्यकारी महत्व बहुत ही विशाल है। इस दवा के अविरल प्रयोग से उपदंश का जहर निर्मूल हो जाता है और रोगी उपदंश से मुक्त हो जाता है।

गोनोरिया में भी यह दवा विशेष लाभप्रद है—शक्ति Q।

बहुत ही खतरनाक स्थिति में 10 बूँद की मात्रा में प्रति 1-2 या 3 घंटे के अन्तर से इस दवा का प्रयोग करना चाहिए। संकटकाल टल जाने के बाद रोज 5 बूंद की मात्रा में 3 बार प्रयोग करना चाहिए।

इस दवा का बाहरी प्रयोग बहुत लाभप्रद है।

एसकुलेंटाइन
(Esculentine)

एसकुलेन्टाइन निरापद रूप में अति शीघ्र ही चर्बी को घटाकर शरीर को सुडौल बनाने में फाइटोलिन की तरह ही चमत्कारपूर्ण है।

चर्बी घटाकर शरीर को सुडौल बनाने के अलावा कलेजे को मजबूत बनाता है और सर्वांगीण स्वास्थ्य को सुधारता है और साथ ही इस प्रकार के मोटे थुलथुले व्यक्तियों की वातज अवस्थाओं और दर्दों को भी दूर करने की इसमें अमोघ शक्ति है—शक्ति Q।

भोजन के एकाध घण्टा पहले 1 चम्मच दवा को 4 औंस गर्म पानी में मिलाकर रोज 2-3 बार सेवन करना चाहिए।

फाइटोलिन
(Phytoline)

यह एक बहुत ही शक्तिशालिनी किन्तु निरापद चर्बीनाशक महौषधि है। इसके अविरल सेवन से रोगी पूर्वापेक्षा दुबला-पतला हो जाता है और उम्र में नवीनतम और स्फूति पूर्ण महसूस करता है और दिखाई भी पड़ता है।

हृत्पिण्ड और यकृत पर जमी हुई चर्बी को भी गला कर दूर कर देता है। मांसपेशियों में पूरी ताकत आ जाती है।

थुलथुले व्यक्तियों के वात और गठिया को भी यह दवा पूर्णतः आरोग्य करती है।

फाइटोलिन चर्बी को घटाकर जरायु के विकारों को भी दूर करता है और धीरे-धीरे बांझपन को भी दूर करता है।

एक औंस गर्म पानी में 10 बूंद दवा मिलाकर भोजन के आधे घण्टा पहले या 1-2 घण्टा बाद रोज 4 बार सेवन करनी चाहिए।

फेरोल
(Fareol)

यह बुखार को कम करता है और ज्वर तथा प्रदाहिक बीमारियों में लाभप्रद है।

सभी प्रकार के सिर-दर्द और अधकपारी को यह स्थायी रूप से आरोग्य करता है।

सभी प्रकार के स्नायुशूल, गृध्रसी वात और वातज दर्दों को यह दवा आराम पहुंचाती है।

गर्भावस्था की मिचली, कै को यह नियन्त्रित करता है। प्रसव काल में इस दवा का प्रयोग करने से शीघ्र ही निरापद रूप में प्रसव हो जाता है

शक्ति 5 ग्रेन की टिकिया में प्रति खुराक एक टिकिया। आवश्यकतानुसार 1 से 6 टिकिया रोज।

फ्लूड सिरेफोलियस
(Fluid Cerefolius)

मसाने और मूत्राशय के प्रदाह और प्रोस्टेट ग्रन्थि की विवृद्धि में यह दवा विशेष लाभदायक प्रमाणित हो चुकी है।

ब्राइट्स रोग, मूत्रयन्त्र के कारण उत्पन्न शोथ, मूत्राशय तथा प्रोस्टेट ग्रन्थि का प्रदाह, खासकर वृद्ध जनों के लिए यह दवा विशेष लाभप्रद है।

यह मूत्र-स्रावक, ऐण्टि सेप्टिक और वेदना हरणशील है।

सहानुभूतिक स्नायुमंडल पर इसकी बलवर्द्धक क्रिया होने के कारण स्नायविक अवसन्नता-जनित जननेन्द्रिय की दुर्बलता में भी बहुत लाभकारी औषधि है—शक्ति Q।

आधा से 1 चम्मच तक दवा 1 औंस गर्म पानी में रोज 3-4 बार सेवन करनी चाहिए।

फ्यूकस वैसिकुलोसस
(Fucus Vesiculosus)

इस दवा में बहुत मात्रा में आयोडिन है और इसमें मोटापा दूर करने की अपूर्व शक्ति है। यह पाचन यन्त्र की ताकत को बढ़ाती है और पेट के वायु के विकार को शमन करती है।

घेंघा की यह एक पूर्ण सफल औषधि है। कई महीने तक घेंघा निवारण के लिए इस दवा का प्रयोग करना चाहिए।

5 बूंद की मात्रा में जल के साथ रोज 3 बार इस दवा का सेवन करना चाहिए। शुरू में 10 बूंद की मात्रा में और कुछ दिनों बाद 5 बूंद की मात्रा में प्रयोग करना चाहिए।

शक्ति Q.

जिरैनियम मेकुलेटम
(Geranium Maculatum)

रक्तस्राव को नियन्त्रित करने के लिये जिरैनियम एक बहुत ही मूल्य-वान औषधि है। सभी औषधियां जब निष्फल हो जाती हैं, तब इस दवा से अवश्य पूर्ण सफलता मिलती है।

फेफड़े और पाकाशय के रक्तस्राव में उसे रोकने के लिये इस दवा में अद्भुत शक्ति है।

नाक से रक्तस्राव होने पर इसकी बाहरी और भीतरी प्रयोग बहुत ही लाभदायक है।

छोटी मात्रा में मसाने और आंतों से होने वाले रक्तस्राव में इस दवा से विशेष लाभ होता है।

फेफड़े के क्षय रोग में उससे होने वाले रक्तस्राव को बन्द करती हुई यह दवा रात्रिकालीन पसीना, खांसी और उदरामय का भी निवारण करती है।

पुराने रक्तस्रावी जखमों, नासारंध्र के अर्बुद और शैयाक्षत में इस दवा का बाहरी प्रयोग बहुत ही लाभदायक है।

बवासीर और गुदभ्रंश में इस दवा के भीतरी और बाहरी प्रयोग से अमित लाभ होता है।

जब रक्तस्राव की हालत खतरनाक हो तब 15 से 20 बूंद की मात्रा में और साधारण रक्तस्राव में 10 बूंद की मात्रा में आवश्यकतानुसार 1 घण्टे से लेकर 8 घण्टे के अन्तर से प्रयोग करना चाहिए।

शक्ति Q.

हाइमोसा
(Hymosa)

वात ज्वर की यह एक अमोघ दवा है। यह वात ज्वर को उतारकर दर्द को दूर करती है और सन्धियों के प्रदाह को भी दूर करती है। वात

ज्वर में हृत्पिण्ड पर होने वाले अपकार को यह दवा रोकती है, साथ ही वात ज्वर जनित हृत्पिण्ड के उपसर्गों को भी दूर करने की इसमें अपूर्व क्षमता है।

गठिया में यह रक्त की अम्लता का शोधन करती है और जोड़ में संचित विकारों को भी दूर करती है और इस प्रकार गठिया को आराम करती है।

यह अति शीघ्र ही कटिवात को आरोग्य करती है।

शरीर के किसी भी भाग का स्नायुशूल, चाहे वह नया हो या पुराना, चेहरा, जरायु, डिम्बकोष या पेशियों के स्नायु शूल के लिए यह विश्वसनीय महौषधि है।

गृध्रसी वात में इसकी आश्चर्यजनक प्रभावशाली क्रिया है।

इसकी महान विशेषता यह है कि यह वात और गठिया के जहर को दूरकर इन रोगों का उन्मूलन करती है और यही कारण है कि इन रोगों पर अवलम्बित वातज टॉसिल प्रदाह, वातज चक्षुतारिका प्रदाह प्रभृति रोगों का भी मूलोच्छेदना कर देता है।

इसमें हृत्पिण्ड या मसाने का अपकार करने की क्षमता नहीं है।

जिनके पेशाब या रक्त में यूरिक एसिड पाया जाता है, उन व्यक्तियों को इस दवा का व्यवहार करना चाहिए।

गति शक्ति राहित्य (Locomotor ataxia) में भी यह दवा विशेष लाभप्रद सिद्ध हो चुकी है।

तरुण रोगों की नाजुक अवस्था में 1 चम्मच दवा 1 औंस गर्म पानी के साथ प्रति 2 घण्टे पर सेवन करना चाहिए और ऊपर से इच्छा भर पर्याप्त गर्म पानी पिलाना चाहिए।

पुराने रोगों में या नये रोगों में काफी सुधार होने के बाद मात्रा घटाई जा सकती है और रोज 3 बार पूर्ववत सेवन करने से ही लाभ होता है।

शक्ति Q.

मूलेन आयल

(Mullein Oil)

बच्चों और बूढ़ों के लगातार स्वयं ही पेशाब होने में, रात में बिछौने में पेशाब करने की आदत में, लगातार पेशाब निकलते रहने में, बार-बार पेशाब के वेग में, इस दवा के भीतरी प्रयोग से विशेष लाभ होता है।

2 से 5 बूंद की मात्रा में 1 चम्मच पानी के साथ रोज 3-4 बार पीना चाहिए।

(इस दवा के बाहरी प्रयोग की जानकारी के लिये बाहरी प्रयोग के प्रकरण में देखिए।)

शक्ति Q.

ओवा टोस्टा

(Ova Tosta)

ज्यादा परिमाण में बहने वाले दुर्गन्धियुक्त प्रदर-स्राव की यह एक महौषधि है।

औरतों की पीठ के दर्द को यह आराम करती है, पीठ में ऐसा मालूम होना मानों पीठ दो टुकड़ों में टूट गई है और एक धागे से बंधी हुई है।

जरायु मुख के कैंसर की कई रोगिणियों को इस दवा ने आरोग्य किया है। जरायु से होने वाले रक्तस्राव को यह दवा नियन्त्रित करती है।

शक्ति-तरुण रोगों में 3x और पुराने रोगों में इससे ऊंचे क्रम का सेवन करना चाहिए।

2 से 5 ग्रेन विचूर्ण की मात्रा में रोज 3-4 बार।

पास एवेना
(Pas Avena)

सभी प्रकार के दर्दों में, सिर-दर्द, स्नायु-शूल, गृद्धसीवात, उदरशूल और डिम्बकोष के दर्द वगैरह में यह तुरन्त लाभप्रद है। इस दवा के सेवन से कोई भी दुष्परिणाम नहीं होता।

गुल्मवायु, अनिद्रा, अकड़न और सभी प्रकार की स्नायविकता तथा स्नायविक विश्रृंखलता में यह दवा विशेष लाभप्रद है। अनिद्रा में सोने से पहले 1 खुराक देना चाहिए।

1 औंस पानी में आधा से 1 चम्मच। बच्चों को उम्र के अनुसार कम देना चाहिए। दवा के बाद दो घूँट गर्म पानी पी लेना चाहिए।

शक्ति Q.

पैसिफ्लोरा कम्पाउन्ड
(Passiflora Compound)

स्नायु को शाँति प्रदान करने में इसकी प्रबल क्षमता है। स्नायविक क्रिया की विश्रृंखलता के कारण उत्पन्न अनिद्रा, अकड़न, मृगी, धनुष्टंकार ताण्डव रोग, अकड़नयुक्त दमा, पक्षाघात, गति शक्ति के ह्रास और दमा में यह एक बहुमूल्य महौषधि है।

बच्चों की अकड़न में यह महान विश्वसनीय औषधि है। मृगी में दौरे की सख्या को घटाकर आरोग्य कर देती है। प्रोस्टेट तथा अन्य जननेन्द्रिय और मूत्र यंत्र के विकारों पर अवलंबित विभिन्न प्रकार की स्नायविक विश्रृंखला में इस दवा से आश्चर्यजनक लाभ होता है।

गर्म पानी में 15 बूंद से लेकर एक चम्मच तक रोज 2-3 बार पुरानी बीमारियों में, नयी बीमारियों में जल्दी-जल्दी देना चाहिये।

शक्ति Q.

पैसिफ्लोरा इन्कारनेटा
(Passiflora Incarnata)

मानसिक परिश्रम या मानसिक चिंता के कारण उत्पन्न अनिद्रा चाहे साथ ही सिर-दर्द रहे या न रहे, न्युमोनिया, प्लूरिसी और अन्य प्रदाहिक रोगों के साथ अनिद्रा रहे या तमाम शरीर में स्नायु-शूल के कारण अनिद्रा हो, सभी प्रकार की अनिद्रा की यह बहुमूल्य औषधि है ।

वात गठिया और गृध्रसी वात के दर्द को भी यह शांत कर नींद लाती है ।

किसी भी कारण से उत्पन्न मृगी में इस दवा से विशेष लाभ होता है ।

धनुष्टंकार की भी यह महौषधि है ।

सभी प्रकार के मस्तिष्क झिल्ली-प्रदाह (Meningitis) में यह लाभदायक महौषधि है ।

शराबियों के प्रलाप और अनिद्रा में यह दवा विशेष उपकारी है। शराबियों के शराब पीने की आदत को यह दूर करती है ।

सभी प्रकार के उन्माद की यह महौषधि है।

दमे में अकड़नयुक्त श्वास-प्रश्वास और दम घुटने के लक्षण को तुरन्त दूर करती है और नींद लाती है ।

कृमि या दांत निकलने के कारण सभी प्रकार की अकड़न को यह दवा तुरन्त शांत करती है ।

हूप खाँसी में यह दवा खाँसी के दौरे की संख्या और स्थिति काल को कम कर देती है और रोग को आसान बना डालती है ।

औरतों की बीमारियों में पैसिफ्लोरा बहुत ही लाभप्रद दवा है। दर्दयुक्त मासिक स्राव, असह्य या विलंबित प्रसव, प्रसव के समय की अकड़न, ऐंठन, प्रसव के बाद का भीषण दर्द सभी में इस दवा से आश्चर्यजनक लाभ होता है ।

हिस्टीरिया में भी यह जादू जैसा असर करती है।

1 ड्राम से लेकर 15 बूंद की मात्रा में आवश्यकतानुसार 1 घंटा से लेकर 15 मिनट पर पुरानी बीमारियों में रोज 3 बार दें।

शक्ति Q.

पाइरोडोल
(Pyrodol)

यह फेफड़े का महान् टॉनिक है। यह श्वास यंत्र के रोगों में, जैसे सर्दी, थाइसिस, फेफड़े की कमजोरी में बहुत लाभप्रद है। न्युमोनिया और ब्रांकाइटिस के आराम होने के बाद की कमजोरी में यह दवा विशेष लाभकारी है।

यह कफ को कम करती है, श्वास यंत्र के प्रदाह और उत्तेजना को कम करती है, भूख को जगाती है और पाचनयंत्र को मजबूत बनाती है।

1 औंस पानी के साथ 1-2 चम्मच दवा रोज 3 बार दें।

शक्ति Q.

सैलिक्स नाइग्रा
(Salix Nigra)

यह दवा जननेन्द्रिय का महान् टॉनिक है। यह स्वप्नदोष और धातु दौर्बल्य को आराम करती है। मासिक ऋतुस्राव के पहले और समय पर होने वाले डिम्बकोष के दर्द और स्नायविक विश्रृंखलता को यह दवा जल्द ही ठीक करती है।

प्रदर के लिये यह विशेष लाभकारी औषधि है। ध्वजभंग की यह एक बहुमूल्य औषधि है।

5 से 10 बूंद की मात्रा में रोज 3 बार सेवन करनी चाहिये।

शक्ति Q.

सा पालमेटो

(Saw Palmetto)

प्रोस्टेट ग्रंथि पर इस दवा की विशेष क्रिया है। यह बीमारी अधिकांशतः बूढ़ों में होती है।

बार-बार दर्द के साथ पेशाब होना, मूत्राशय प्रदाह और रात में बार-बार पेशाब आने के कारण अनिद्रा में इस दवा से विशेष लाभ होता है।

यह प्रोस्टेट की बीमारियों को आराम पहुंचाती है और इसके आकार को छोटा बना डालती है।

अंडकोष की वृद्धि में यह एक विशेष लाभकारी औषधि है। धातु-दौर्बल्य की यह एक बहुमूल्य औषधि है।

नर और नारी दोनों के ध्वजभंग या कामस्पृहा के लोप हो जाने पर इस दवा से बहुत लाभ होता है।

5 से 15 बूंद की मात्रा में रोज 2-3 बार।

शक्ति Q.

स्पिरिटस ग्लैंडिनम क्येरकस

(Spiritus Glandinum Quercus)

शराब या अल्कोहल मिले पेयों की प्रबल स्पृहा को यह दवा जल्द ही कम कर देती है। धीरे-धीरे शराबी के शराब पीने की आदत छूट जाती है।

इस दवा में नुकसान करने की क्षमता नहीं है। इसलिये लम्बी अवधि तक भी इसका सेवन किया जा सकता है।

1 औंस पानी के साथ 10 बूंद की मात्रा में रोज 2-3 बार।

शक्ति Q.

सक्कस एमोगेरा
(Succus Amogara)

फोड़ा, काबंकल, डिफ्थीरिया, सेप्टीसेमिया वगैरह में यह एक शक्तिशाली महौषधि है। यह रक्त को साफ कर स्थानीय विकारों को दूर करती है।

उपदंश की सभी अवस्थाओं में यह जादू जैसा असर करती है।

रोज 2-3 बार पानी के साथ 1 चम्मच की मात्रा में।

शक्ति Q.

सिजीजियम जम्बोलेनम
(Syzygium Jambolanum)

मधुमेह की यह एक महौषधि है। यह तुरन्त चीनी की मात्रा और पेशाब के परिमाण को कम कर देती है, साथ ही बहुमूत्र के साथ उत्पन्न सभी प्रकार के घावों और काबंकल को भी आरोग्य कर देती है।

5 से 10 बूंद की मात्रा में एक औंस पानी के साथ रोज 3 बार।

शक्ति Q.

वेसिकेरिया कोम्यूनिस
(Vesicaria Communis)

नर-नारी के नये और पुराने गनोरिया, ग्लीट की सभी अवस्थाओं में यह दवा विशेष लाभकारी है। यह अति शीघ्र ही बीमारी की प्रगति को रोकती है और रोग के बीजाणु को नष्ट कर डालती है।

यह मूत्रनली के प्रदाह को आराम करती है और मूत्र-पथरी बनना रोकती है। सुजाकजनित मूत्राशय प्रदाह को भी यह आराम करती है।

मूत्र ग्रंथि की पथरी के कारण उत्पन्न दर्द को यह दवा तुरन्त शान्त करती है और पथरी को भी निकालने में मदद करती है। यह दुबारा दर्द नहीं होने देती और दुबारा पथरी नहीं बनने देती।

पेशाब में यूरिक एसिड जमा होने की प्रवृत्ति को यह रोकती है।

जननेन्द्रिय और मूत्रयंत्र के पथ को पकाने वाली अवस्था चाहे वह टी० वी०, गनोरिया या रक्त-दूषित होने के कारण हो यह दवा नियन्त्रित करती है।

मूत्र ग्रन्थि के प्रदाह को शांत कर, पेशाब की मात्रा बढ़ाकर यह शोथ को भी आराम कर देती है।

किसी भी कारण से पेशाब क्यों न बन्द हो, इस दवा से पेशाब खुल जाता है।

मूत्राशय के प्रदाह को भी यह दवा तुरन्त शांत कर देती है।

इस दवा के व्यवहार से पेशाब साफ होकर निकलता है, पीब या अन्य पदार्थ का नामोनिशान नहीं रहता और जलन, उत्तेजना वगैरह शांत हो जाती है।

5 से 10 बूंद की मात्रा में आवश्यकतानुसार 1-2 घंटे पर और पीछे रोज 3 खुराक देना चाहिये।

शक्ति Q.

वाइबर्नम ओपुलस
(Viburnum Opulus)

यह दवा दर्दयुक्त अकड़न वाली वाधक ऋतुशूल में विशेष लाभकारी है।

गर्भवती औरतों के पाँवों के दर्द में, नकली प्रसव पीड़ा में और प्रसवान्तिक दर्द में बहुत लाभदायक औषधि है।

यह गर्भस्राव की प्रवृति और समय से पहले होने वाले प्रसव की प्रवृति को रोकती है।

ऋतुस्राव के बाद का प्रदर, जरायु और तलपेट में भयानक दर्द वगैरह को ठीक करती है।

पुरानी बीमारियों में 2 से 5 बूंद की मात्रा में रोज 3 बार। नयी अवस्था में 10 बूँद की मात्रा में प्रति 1 या 2 घंटे पर।

शक्ति Q.

वाइबर्नम प्रूनिफोलियम
(Viburnum Prunifolium)

इसकी प्रधान क्रिया जरायु पर होती है। जरायु से रक्तस्राव, बाधक ऋतुशूल में विशेष उपकारी है।

गर्भावस्था के प्रातःकालीन वमन को यह जल्द ही ठीक करती है।

प्रसव के दर्द को यह मन्द कर सहनीय बना डालती है। प्रसव के बाद के रक्तस्राव को यह काबू में लाती है। बार-बार गर्भस्राव होने की प्रवृत्ति को यह रोकती है। बार-बार गर्भपात होने की प्रवृत्ति को रोकने की इसमें अपूर्व क्षमता है। अगर जहरीली दवाओं के व्यवहार से भी गर्भ-स्राव और गर्भपात करने की कोशिश की गई हो, तो इस दवा के प्रयोग से भावी संकट टल जाता है और गर्भपात भी रुक जाता है।

बाँझ स्त्रियों में बच्चा पैदा करने या गर्भ धारण की शक्ति पैदा कर उनकी सूनी गोद को आबाद करती है।

5 बूँद की मात्रा में रोज 3 बार, संकट-काल में 10 बूंद प्रति घंटे पर।

शक्ति Q.

क्लोरेलम
(Chloralum)

बार-बार जुलपित्ती का प्रकोप होने पर क्लोरेलम 2x विचूर्ण 2 ग्रेन की मात्रा में रोज 3 बार सेवन करना चाहिये।

इससे आश्चर्यजनक लाभ होता है।

शक्ति-2x विचूर्ण।

क्लोरेट हाइड्रेट
(Chlorate Hydrate)

जुलपित्ती के चकत्ते के एकाएक बैठ जाने पर, कै, अतिसार और प्रलाप तथा बहुत-सी फुंसियों और उनमें डंक मारने वाले दर्द में आर्टिका यूरेन्स और एपिस के विफल हो जाने पर इस दवा का प्रयोग करने से बहुत लाभ होता है।

शक्ति 2x विचूर्ण, 2 ग्रेन की मात्रा में रोज 3 बार।

गैलियम एपाराइन
(Gallium Aparine)

यह कैंसर रोग में विशेष लाभकारी महौषधि है। Q शक्ति में दूध के साथ 30 से 60 बूंद तक रोज 2 बार सेवन करने से बहुत लाभ होता है।

शक्ति Q.

सिम्फाइटम
(Symphytum)

आघात के कारण उत्पन्न कैंसर रोग में या छाती में कैंसर रोग होने पर इस दवा की Q शक्ति 5 बूंद से 10 बूंद की मात्रा में रोज 3 बार सेवन करने से अधिक लाभ होता है।

शक्ति Q.

हाइड्रास्टिम
(Hydrastis)

तालू के कर्कट रोग में हाइड्रास्टिम Q, 5 बूंद की मात्रा में रोज 3 बार सेवन करनी चाहिये।

बड़ी आँत के आखिरी अंश का कर्कट होने पर उसमें हाइड्रास्टिम 1x, 2 बूंद की मात्रा में रोज 3 बार सेवन करनी चाहिये।

जिस जलन वाले कर्कट में आर्सेनिक निष्फल हो जाता है, उसमें हाइ-ड्रास्टिस Q, 5 बूंद की मात्रा में रोज 4 बार सेवन करने से विशेष लाभ होता है और साथ ही बाहरी प्रयोग भी करना चाहिये।

दूषित अर्बुद में इस दवा की Q शक्ति 5 बूंद की मात्रा में रोज 3 बार सेवन और बाहरी प्रयोग करने से बहुत लाभ होता है।

शक्ति Q.

सालविया
(Salvia)

बड़ी आंत के आखिरी अंश का कर्कट होने पर हाइड्रास्टिस की तरह सालविया Q भी विशेष लाभप्रद है। शक्ति Q, 5 बूंद की मात्रा में रोज 3 बार।

क्रोकस
(Crocus)

बड़ी आंत के आखिरी अंश में कर्कट होने पर Q शक्ति की दवा 5 बूंद की मात्रा में रोज दो बार खानी चाहिये।

कोमोक्लेडिया
(Chomocladia)

कुष्ठ रोग में चमड़ा सफेद रंग का होने पर इस दवा की Q शक्ति 5 बूंद की मात्रा में रोज 3 बार देने से बहुत लाभ होता है।

क्रिसोफैनिक एसिड
(Crisophanic Acid)

यह अफरस और रूसी की अनमोल दवा है। Q शक्ति 3 बूंद की मात्रा में रोज 3 बार देनी चाहिये।

स्टैफैन्थस

(Staphenthus)

इस दवा में शराब पीने की आदत को छुड़ाने की अद्‌भुत शक्ति है। इस दवा के निरन्तर प्रयोग करने पर धीरे-धीरे शराब पीने की तरफ से अनिच्छा पैदा होती है और शराब की आदत छूट जाती है।

मैंगानिज डाई-ग्रौक्साइड

(Manganese Di-oxide)

रक्तस्वल्पता और यक्ष्माकास की वजह से रज बन्द होने पर इस दवा की Q विचूर्ण 1 ग्रेन की मात्रा में रोज 4 बार सेवन करने से यक्ष्माकास और रक्तस्वल्पता आरोग्य होकर ऋतुस्राव नियमित रूप से जारी हो जाता है।

साथ ही बैसिलिनम 200 शक्ति सप्ताह में एक खुराक सेवन करनी चाहिये।

फेरम रैडिक्स

(Ferrum Radix)

हरित-पाण्डु रोग में यह दवा विशेष लाभप्रद है। 2x शक्ति मे 1 ग्रेन के हिसाब से रोज 2 बार सेवन करने से अमित लाभ होता है।

वेलेरियेना

(Valeriana)

स्नायविक उपसर्ग या हिस्टीरिया के साथ हरित पीड़ा होने पर इस दवा के निरन्तर प्रयोग से विशेष लाभ होता है।

शक्ति Q, 5 बूंद की मात्रा में रोज 3 बार सेवन करनी चाहिये।

रूटा
(Ruta)

जरायु के दूषित अर्बुद या कर्कट होने पर इस दवा के प्रयोग से विशेष लाभ होता है।

शक्ति Q, 5 बूंद की मात्रा में रोज 3 बार सेवन करनी चाहिये।

आरम-मूर नेट्रोनेटम
(Aurum Mur Natronatum)

डिम्बकोष के प्रदाह और जरायु के अर्बुद में यह दवा विशेष लाभप्रद सिद्ध हो चुकी है। इसके साथ जरायु के अन्य उपसर्ग रहने पर भी इस दवा से विशेष लाभ होता है।

अंडकोष के कड़ापन की पुरानी अवस्था में इस दवा के निरन्तर प्रयोग करने से धीरे-धीरे अंडकोष का कड़ापन कम होकर वह असली शक्ल धारण करता है।

शक्ति 3x, 1 बूंद की मात्रा में रोज 3 बार सेवन करनी चाहिये।

जिंकम वेलेरियाना
(Zincum Valeriana)

डाक्टर लेडलाम ने इस दवा से डिम्बकोष के स्नायु-शूल में बहुत-सी रोगणियों को लाभ पहुंचाया है।

इस दवा का निरन्तर प्रयोग करने पर डिम्बकोष का स्नायु-शूल जल्द ही अच्छा हो जाता है।

शक्ति 3x, 2 बूंद की मात्रा में रोज 3 बार सेवन करनी चाहिये।

एसारम युरोपियम
(Asarum Europeum)

कागज या कपड़े की रगड़ जनित शब्द से तुरन्त विचलित हो जाने वाली स्नायविक प्रकृति की औरत के गर्भ की प्रारम्भिक अवस्था में यानि पहले, दूसरे, तीसरे महीनों में रोगिणी जो कुछ भी खाती है वही कै हो जाती है, इस लक्षण पर इस दवा का प्रयोग करने पर आशातीत सफलता मिलती है।

शक्ति 3x, 2 बूंद की मात्रा में रोज 4 बार सेवन करनी चाहिये।

सिम्फोरिकार्पस रेसिमोसा
(Symphoricarpus Recemosa)

गर्भावस्था की मिचली और कै की यह एक पेटेन्ट महौषधि सिद्ध हो चुकी है। Q शक्ति की दवा 5 बूंद की मात्रा में रोज 4 बार सेवन करने से तुरन्त गर्भावस्था की कै बन्द हो जाती है। कै बन्द होने पर पाचन शक्ति मजबूत होने तक पेट में अन्न पड़ा रहने से औरतों को बेचैनी जैसी तकलीफ होती है और वे इस स्थिति से कै होने की स्थिति को ही अच्छा समझती हैं ताकि पेट हल्का हो जाए। मगर धीरज के साथ सिर्फ 4-5 रोज दवा खाने से इस प्रकार की सभी गड़बड़ियां दूर हो जाती हैं।

कब्जियत, भोजन से अरुचि, तीता स्वाद सभी इस दवा से दूर हो जाते हैं।

शक्ति Q, 5 बूंद की मात्रा में रोज 3 बार सेवन करनी चाहिये।

ट्रिलियम
(Trillium)

गर्भावस्था में रक्तस्राव् को रोकने की इस दवा में अद्भुत शक्ति है।

Q शक्ति, 5 बूंद की मात्रा में 3 घंटे के अन्तर से इस दवा का प्रयोग करना चाहिये।

बैलाडोना
(Belladonna)

अफीम खा लेने पर रोगी की बेहोशी या मरणासन्न अवस्था में कै-दस्त द्वारा अफीम का अधिकाँश भाग निकाल देना चाहिये।

इसके बाद बैलाडोना Q, 10 बूँद की मात्रा में 1 औंस गर्म पानी के साथ प्रति आधा घंटे पर देना चाहिये। इससे अफीम का जहर जल्द दूर हो जाता है।

इसके बाद गर्म पानी के साथ सिरका पिलाना बहुत जरूरी है और रोगी को सोने नहीं देना चाहिये।

टैथेलिन
(Tathelin)

बारह बायोकेमिक दवाओं के बाद टैथेलिन तेरहवीं दवा है। कैलिफोर्निया विश्वविद्यालय के अध्यापक डा० टी० ई० रोबर्टसन ने 1917 में इस दवा का आविष्कार किया था। यह तत्व उन्होंने मनुष्य के शरीर से निकाला था।

इस दवा के प्रयोग से शरीर बहुत तेजी से बढ़ने और विकसित होने लगता है।

शक्ति Q, विचूर्ण 2 ग्रेन की मात्रा में रोज 3 बार सेवन करनी चाहिये।

द्वितीय भाग

मदर-टिंक्चर के बाहरी प्रयोग

प्रयोग करने की विधियां—

(1) **तेल बनाने का तरीका** :—मदर-टिंक्चर 1 ड्राम+9 ड्राम ओलिव आयल या ग्लेसरीन=10 ड्राम, तेल तैयार हो गया।

(2) **मलहम बनाने का तरीका** :—1 ड्राम मदर-टिंक्चर+9 ड्राम उजला वेसलीन=10 ड्राम, मलहम तैयार हो गया।

(3) **लोशन बनाने का तरीका** :—1 ड्राम मदर-टिंक्चर+9 ड्राम अकुआ या गर्म पानी=10 ड्राम, लोशन तैयार हो गया।

(4) **लिलिमेन्ट बनाने का तरीका** :—1 ड्राम मदर-टिंक्चर+9 ड्राम रेक्टिफाइड स्पिरिट+10 ड्राम ओलिव आयल=20 ड्राम, लिलिमेंट तैयार हो गया।

नोट—यहां जिस मदर-टिंक्चर का जिक्र किया गया है, बाहरी मदर-टिंक्चर है, भीतरी प्रयोग वाला मूल-अर्क नहीं, दोनों में भेद है।

ऊपर लिखित तेल, मलहम, लोशन और लिलिमेंट के प्रयोग का तरीका—आघात, चोट या कट जाने के कारण उत्पन्न घाव और कुचले हुए स्थान में जहाँ की त्वचा छिल गयी है, वहां लोशन का व्यवहार करना चाहिये। उसी लोशन से कम्प्रेंस या सेंक भी किया जा सकता है। पुराने घावों के लिये मलहम का प्रयोग करना चाहिए। जहां सिर्फ चोट लगी हो, त्वचा न कटी हो, न छिली हो वहाँ विशुद्ध बाहरी मदर-टिंक्चर का या सेंक, मलहम वगैरह का भी प्रयोन किया जा सकता है। छाती में दर्द होने, पर उपयुक्त औषधि का लिलिमेंट प्रयोग करना चाहिए। दर्द, सूजन वगैरह में तेल का व्यवहार करना चाहिये।

बाहरी प्रयोग से रोगी की तकलीफ में तुरन्त लाभ होता है और साथ ही भीतरी औषधि के प्रयोग से रोगी जल्दी ठीक हो जाता है। इसीलिए आजकल बाहरी प्रयोग पर विशेष जोर दिया जा रहा है।

एसिड कार्बोलिक

बाहरी मूल-अर्क

विलायत के होम्योपैथिक चिकित्सकगण आजकल एक ड्राम ग्लेसरीन के साथ 5 ग्रेन कार्बोलिक एसिड अच्छी तरह मिलाकर कई बूंद कान में डालते हैं। उनका कथन है कि इससे कर्ण-प्रदाह का दर्द कम हो जाता है।

कान बहने में कार्बोलिक एसिड 1 ड्राम, ग्लिसरीन 1 औंस, डिस्टिल्ड वाटर 5 औंस मिलाकर उसमें से थोड़ा-थोड़ा कान में डालने से खूब साफ रहता है और पीब की बदबू भी दूर हो जाती है।

कान के बाहर सड़ा अकौता होने पर कार्बोलिक एसिड लोशन से अच्छी तरह धो डालना चाहिये। उसके बाद सिर्फ विशुद्ध ओलिव आयल लगा देना चाहिए और साथ ही उपयुक्त लक्षण-से युक्त भीतरी दवा का प्रयोग करना चाहिए।

मुंह से बदबू आती हो, तो कार्बोलिक एसिड लोशन से कुल्ला करने से बदबू दूर हो जाती है।

लेखक ने जले हुए स्थान पर और विसर्प रोग में कार्बोलिक एसिड का लोशन और उसी का मलहम लगाकर विशेष सफलता प्राप्त की है।

एसकुलस हाईपो

(Aesculus Hippocastanum)

बवासीर में इस दवा के लोशन के घावन तथा मलहम से बहुत ही लाभ होता है।

एकोनाइट नैप

(Aconite Nap)

स्नायुशूल और प्राथमिक प्रदाह के लिये यह एक प्रमुख औषधि है । पसीना रुक कर प्रदाह होने पर इसके लोशन से तथा स्नायु-शूल में इसके मलहम से मालिश करने से विशेष लाभ होता है ।

आर्निका मण्टेना

(Arnica Montana)

कुचल जाना, छिल जाना, मोच आ जाना, ज्यादा चलने से पांव में फफोले पड़ जाना, बिछौने पर अधिक दिनों तक पड़े रहने से शैयाक्षत, खुजली, बिवायी, घट्ठे, तेज अस्त्र-शस्त्र लगने के कारण घाव आदि में इस दवा के लोशन और मलहम से विशेष लाभ होता है।

यदि चोट के कारण आंख का तारका मंडल में प्रदाह हो, तो आर्निका-3 का भीतरी सेवन और बाहरी आर्निका Q, 10 बूँद आधा पाव पानी में मिलाकर दिन में 3-4 बार धोना चाहिए।

जानवरों के घायल होने पर 1 भाग आर्निका Q में 3 भाग पानी मिलाकर उसी लोशन से धोना चाहिये और ऊपर से आर्निका का मलहम लगाना चाहिये ।

एगारिकस

(Agaricus)

शीत ऋतु में बिवायी फट जाने में इसके लोशन से रोज घावन और मलहम लगाने से विशेष लाभ होता है, साथ ही लक्षणानुसार एगारिकस-6 या पेट्रोलियम 6x का भीतरी प्रयोग भी करना चाहिए ।

एपिस मेल
(Apis Mel)

मधुमक्खी या ततैये के दंशन में उसका काँटा निकालकर एपिस मेल Q बाहरी को रुई के फाहे में लगाकर मालिश करने से तुरन्त दर्द शांत हो जाता है और प्रदाह तथा सूजन भी नहीं होती है।

इचिनेशिया Q भी इसी प्रकार प्रयोग करना चाहिए। इससे भी आश्चर्यजनक लाभ होता है।

बेडियागा
(Badiaga)

गिल्टियों के फूल जाने पर इस दवा के मलहम या तेल से बहुत लाभ होता है।

बैलाडोना
(Belladona)

गलक्षत, आवाज रुखड़ी हो जाना, स्वरभंग, कड़ी, सूखी खाँसी और प्रदाहित स्थानों की लाली, गिल्टियों का बढ़ जाना, गलग्रंथि का फूल जाना और पाकाशय के दर्द आदि में इस दवा का तेल या मलहम मालिश करने से आश्चर्यजनक लाभ होता है।

गर्दन के वात में गर्दन कड़ी हो जाने पर इस दवा के तेल से मालिश करने से तुरन्त गर्दन हल्की हो जाती है और गर्दन घुमाने-फिराने में सुविधा होती है।

कान के भीतर फोड़ा होने पर पहले गर्म सेंक और उसके बाद ही 2-3 बूंद बेलाडोना Q एक फोहे में डालकर कान के छेद में रख देने से दर्द कम होकर फोड़ा जल्द अच्छा हो जाता है।

आँतों के ढकने वाली झिल्ली के प्रदाह में (Peritonitis) में एक कपड़े को बैलाडोना लोशन में भिगोकर बार-बार पेट पर रखने से

बहुत लाभ होता है या बैलाडोना का तेल पेट पर धीरे-धीरे मालिश करने से शीघ्र आराम मिलता है।

बर्बेरिस वलगेरिस
(Berberis Vulgaris)

उदर शूल-वेदना में इस दवा के भीतरी और बाहरी प्रयोग से लाभ होते देखा गया है।

आर्ज-नाइट्रिकम
(Argentum Nitricum)

आँखों के उठने पर प्रदाह, लाली और दर्द में 3 बूँद आर्ज-नाइ Q आधा औंस साफ पानी में मिलाकर धोने से विशेष लाभ होता है।

बेलिस पेरेनिस
(Bellis Perennis)

बाहरी आघात या चोट जनित घाव में इस दवा के प्रयोग से बहुत लाभ होता है। तिल पर रोज 2 बार मालिश करने से कुरूप तिल साफ हो जाता है।

ब्रायोनिया-अल्ब
(Bryonia Alb)

गर्दन के वात में गर्दन कड़ी हो जाना, वात, कटिवात, जोड़ों में कड़ापन और दर्द आदि में इस दवा के तेल से धीरे-धीरे मालिश करने से शीघ्र प्रदाह और दर्द शांत हो जाता है। छाती के दर्द में इसके लिलिमेंट का प्रयोग करना चाहिये।

केलेंडुला
(Calendula)

किसी भी श्लैष्मिक झिल्ली की प्रदाहिक और सर्दी वाली अवस्था में केलेण्डुला का एक निरापद ड्रेसिंग के रूप में व्यवहार किया जाता है।

घाव, जला हुआ स्थान, आघातादि के कारण उत्पन्न क्षत इत्यादि में इसके बाहरी लोशन, तेल या मलहम का व्यवहार किया जाता है और भीतरी प्रयोग भी होता है। फोड़े और खुले घावों में भी इसका बाहरी प्रयोग होता है।

किसी भी प्रकार का घाव क्यों न हो, चाहे वह सिफलिस का घाव हो या कैंसर, बस्तिगह्वर के अन्दर हो या शरीर के किसी भी भाग में, इस दवा का लोशन सर्वत्र लाभदायक सिद्ध हुआ है।

कैंथारिस
(Cantharis)

शरीर का कोई भी स्थान किसी चीज से जल जाने पर इस दवा का लोशन लगाने से और भीतरी प्रयोग से तुरन्त ज्वाला शाँत हो जाती है और फफोड़े आदि नहीं होते। पीछे इसी दवा का मलहम लगाने से घाव में भी आराम हो जाता है।

कास्टिकम
(Causticum)

कैंथारिस की तरह यह भी उसी प्रकार जल जाने के सारे उपसर्गों में लाभदायक है। इसमें विशेषता यह है कि आग से जल जाने के कारण सारे उपसर्ग चाहे आग से कितने भी वर्ष पहले क्यों न जल गया हो, कास्टिकम के भीतरी प्रयोग से सारी विश्रृंखलता सुधर जाती है। मान लिया, किसी का हाथ जलकर अंगुलियाँ टेढ़ी हो गयी हों तो कास्टिकम का निरन्तर प्रयोग करने से अंगुलियाँ जरूर सीधी हो जायेंगी। इसी प्रकार अन्य विकारों को भी दूर करती है।

कैप्सिकम
(Capsicum)

प्रदाह जनित फूलन में ऐसी पीड़ा हो मानों किसी ने पीड़ित स्थान में लाल मिर्च रगड़ दिया हो। इस प्रकार के दर्द के साथ फूलन रहने पर कैप्सिकम के तेल से विशेष लाभ होता है।

सियेनोथस अमेरिकेनस
(Ceanothus Americanus)

प्लीहा के बढ़ जाने पर या वहाँ प्रदाह तथा दर्द होने पर इसके तेल की मालिश से दर्द कम हो जाता है, प्लीहा भी छोटी होती जाती है।

कार्डुअस
(Carduus)

यकृत के सभी प्रकार के विकारों में, जैसे यकृत का बढ़ जाना, उसमें दर्द, पित्त-पथरी का दर्द, यकृत में रक्तसंचय, यकृत विकार के कारण पित्त का स्राव ज्यादा होना और तज्जनित कामला या यकृत से पित्त का स्राव ही आना कम होने लगे इत्यादि सभी प्रकार के यकृत के उपसर्गों में इस दवा के कम्प्रेस, लोशन तेल आदि से विशेष लाभ होता है। यहां तक कि यकृत में फोड़ा होने पर भी इस दवा के बाहरी प्रयोग से बहुत लाभ होता है।

सिनरेरिया मेरिटीमा सक्कस
(Cinereria Maritima Succus)

मोतियाबिन्द, छाला, माड़ा और आँख में उत्पन्न विभिन्न प्रकार के दागों के लिए इस दवा का प्रयोग किया जाता है।

शल्य-चिकित्सा में तब तक मोतियाबिन्द का आपरेशन नहीं होता जब तक वह पक नहीं जाता, अर्थात् परिपक्क होने पर ही मोतियाबिन्द का आपरेशन होता है और नेत्र को चाकू के नीचे रखने में कम खतरा नहीं है।

सिनरेरिया आँखों को चाकू के नीचे रखने से बचाता है। प्रारम्भिक अवस्था में भी इसका प्रयोग होने से मोतियाबिन्द में आराम हो जाता है और आंखों की खोई ज्योति वापस आ जाती है। मोतियाबिन्द की जितनी ही प्रारम्भिक अवस्था में इस दवा का प्रयोग शुरू कर दिया जायगा, उतना ही शीघ्र लाभ होगा।

ग्लूकोमा के कारण दृष्टि-शक्ति का लोप हो जाना, चक्षतारका मंडल और नेत्र स्नायु रोग आदि को भी धोखे से मोतियाबिन्द समझ लिया जाता है। इन परिस्थितियों में सिनरेरिया से कोई लाभ नहीं होता। अत: सिनरेरिया का प्रयोग करने से पहले यह निश्चित कर लेना चाहिये कि मोतियाबिन्द है या नहीं। मोतियाबिन्द साबित होने पर सिनरेरिया उसे अवश्य आरोग्य कर देता है।

लेन्स या उसके कैंपसूल दोनों के मोतियाबिन्द को सिनरेरिया आरोग्य करने की अपूर्व क्षमता रखता है।

आपरेशन के बाद भी सिनरेरिया अवशिष्ट चीजों का शोषण कर आँखों को निर्मल बना डालता है।

पूर्ण आरोग्यता के लिये कम से कम 6 सीसी यानि 6 ड्राम या 1 औंस सिनरेरिया का अवश्य व्यवहार करना चाहिये।

आँखों में घाव होने के कारण आँखों में पड़े माड़ा या छाले तथा दागों को भी सिनरेरिया दूर करती है। इन अवस्थाओं में सिर्फ एक बार ही 2-4 बूंद इस दवा के नेत्रों में डालने से बहुत लाभ होता है।

रोगी को चित लेट जाने दीजिए। उनकी आंखों में 2 बूंद दवा डाल दीजिये। ड्रापर से दवा डालने में सुविधा यह है कि दवा बेकार नहीं होती। दवा आँखों में डालने के बाद 6 से 10 मिनट तक आखें बन्द किये चुपचाप चित लेटे रहना चाहिए।

आँख में दवा डालने से थोड़ी जलन हो सकती है, लेकिन आँखों को क्षति नहीं पहुँचती।

क्लोराइड आफ जिंक
(Chloride of Zinc)

गर्भावस्था में मूत्रनली का आक्षेप होने पर 1 ग्रेन क्लोराइड आफ जिंक 1 औंस पानी के साथ मिलाकर उससे योनि को धो डालना चाहिये। इससे विशेष लाभ होता है।

भीतरी सेवन के लिये साथ-साथ स्पाइजेलिया और स्टैफिसैग्रिया का भी व्यवहार करना चाहिये ।

बेंजोइक एसिड
(Benzoic Acid)

एक या ज्यादा पेशियों को बाँधने वाली नसों और वहाँ के स्नायुओं की हल्की सूजन में बेंजोइक एसिड Q, 15 ग्रेन + रेक्टिफाइड स्पिरिट 3 ड्राम + परिश्रुत जल आठ औंस का लोशन बनाकर उससे धोने से आक्रान्त स्थान को लाभ होता है।

इयुफ्रेसिया
(Euphrasia)

सभी प्रकार के नेत्र प्रदाह, आँखों में लाली, सूजन, भीषण दर्द या घाव आदि में इस दवा का बाहरी प्रयोग अत्यन्त लाभदायक है। 1 भाग इयुफ्रेसिया Q + 9 भाग गुलाब जल = युफ्रेसिया लोशन। इस लोशन को दोनों आँखों में 3 बूँद की मात्रा में 3-4 बार रोज डालना चाहिये।

इचिनेशिया
(Echinacea)

सभी प्रकार के चर्मरोग, फोड़े, एग्जीमा, कार्बंकल, सिफलिस के घाव, सड़े दूषित घाव, गिल्टियों का प्रदाह, विसर्प, डिफ्थीरिया, मुंह का घाव इत्यादि में इस दवा के लोशन, तेल और मलहम से आश्चर्यजनक लाभ होता है।

इयुकलिपटस
(Eucalyptus)

मूत्र-मार्ग में अर्बुद और सूजन होने पर इस दवा का लोशन पिचकारी द्वारा रोज 3 बार देने से विशेष लाभ होता है, साथ ही इसी दवा की 3x शक्ति रोज 3 बार सेवन करनी चाहिये।

रूटा
(Ruta)

अर्बुद रोग में डा० कूपर का कथन है कि रूटा Q का मलहम बनाकर अर्बुद पर लगाने से अत्यन्त लाभ होता है।

घाव वाले अर्बुद के ऊपर आयोडोफार्म विचूर्ण या कार्बोवेज 2x छिड़क देने से भी खूब लाभ होता है।

फेरम म्यूरिएटिकम
(Ferrum Muriaticum)

किसी भी घाव से खून निकलने पर इस दवा की कुछ बूंदें रख देने पर रक्तस्राव तुरन्त बन्द हो जाता है। इसी दवा की सेंक और उसी से भिगोई रुई की पट्टी बाँध देने पर रक्तस्राव बन्द हो जाता है और घाव भी अच्छा हो जाता है।

फेरम फास
(Ferrum Phos)

किसी भी भाग के कट जाने पर वहाँ से खून निकलता हो, तो खून को पानी से धोकर फेरम फास 3x विचूर्ण वहाँ जमा कर दबा रखना चाहिए और फिर थोड़ी सी दवा वहाँ रखकर सूखे कपड़े की पट्टी बांध देनी चाहिये।

प्लेंटेगो मेजर
(Plantago Major)

दांत में तीव्र दर्द होने पर इस दवा का बाहरी मूल-अर्क रुई के फाहे में मिलाकर मसूड़ों में लगाने से दर्द शाँत हो जाता है। दर्द की भीषणता के अनुसार दिन 3-4 बार दवा लगनी चाहिए और जड़ से बीमारी आराम होने के लिये सुनिर्वाचित औषधि का सेवन करना चाहिये।

हेमामेलिस
(Hamamalis)

शरीर के किसी भाग में घाव होने से उससे रक्तस्राव होने पर हेमामेलिस लोशन की सेंक करनी चाहिये। रक्तस्रावी बवासीर में इसके लोशन से विशेष लाभ होता है।

उबाले हुए पानी को ठंडा कर इस दवा का लोशन तैयार करना चाहिए।

हाइड्रास्टिस
(Hydrastis)

कैंसर के घाव में, सड़ने वाले घावों में और चेचक में इस दवा का तेल या मलहम लगाने से विशेष लाभ होता है। प्रदर और गनोरिया में इस दवा का लोशन बनाकर डूस द्वारा धोने से विशेष लाभ होता है।

हाइपेरिकम
(Hypericum)

छेद हो जाने वाले घाव, घटने के कारण, घाव कुचल जाने के कारण घाव या स्नायु केन्द्रों और इनके साथ तीव्र दर्द रहने पर इस दवा के तेल का प्रयोग करने से आशातीत सफलता मिलती है।

जहाँ क्षत या घाव रहता है, वहाँ से ऊपर की ओर दर्द का फैलना इस दवा का निर्देशक लक्षण है।

1 भाग हाइपेरिकम Q में 9 भाग गर्म पानी मिलाकर भी इसका बाहरी प्रयोग किया जाता है।

तुरन्त फायदा के लिये हाइपेरिकम 3x का भीतरी सेवन परमावश्यक है।

आयोडियम
(Iodium)

गला, छाती, कलेजा, यकृत, अंडकोष, पाँव और शरीर के अन्य भागों के फूलने में इस दवा का बाहरी प्रयोग करना चाहिये। प्रतिदिन एक बार विशुद्ध मदर-टिंक्चर बाहरी सूजन के स्थान में लगानी चाहिये।

ताजे घाव को पानी से साफ कर 1 भाग आयोडियम Q में दो भाग पानी मिलाकर लगाना चाहिए।

लेडम
(Ledum)

वात या गठिया के कारण सन्धियों के सूजन में इस दवा का बाहरी प्रयोग करना चाहिये। मदर-टिंक्चर को ग्लेसरीन या नारियल के तेल में मिलाकर मालिश करनी चाहिये।

कुत्ता, बिल्ली, कीड़ों का काटना तथा अन्यान्य विषैले घावों—जैसे मछली का काँटा, घोंघा या सीपी के गड़ जाने पर विशुद्ध मदर-टिंक्चर लगानी चाहिये।

फाइटोलेक्का
(Phytolacca)

प्रदाहित और बढ़ी हुई गिल्टियों, गले और चेहरे की गिल्टयों, टॉंसिलों तथा स्तन आदि के प्रदाह में विशुद्ध मूल-अर्क या ग्लेसरीन, तेल या सेंक के रूप में प्रयोग करनी चाहिये।

रस-टाक्स
(Rhus tox)

सन्धियों के वातज दर्द में, पीठ के निचले भाग में, मोच खाये स्थान में, कलाई, मांस-पेशियों, कंडराओं में जोर पड़ने पर ग्लेसरीन या तेल के साथ मिलाकर मालिश करनी चाहिये।

स्टिरैक्स बैलसम
(Styrax Balsam)

खुजली या कलकल के फोड़ों में इस दवा का बाहरी प्रयोग करने से खुजली के साथ उसके रोग कीटाणु भी नष्ट हो जाते हैं।

त्वचा पर नहीं, बल्कि जहाँ खुजली के उद्भेद हों या फोड़े हों, सिर्फ वहीं इस दवा का मूल-अर्क लगाना चाहिये। 10 घंटे के बाद साबुन और गर्म पानी से धो डालना चाहिये। 3-4 दिन तक इस दवा का प्रयोग करना चाहिये।

सिम्फाइटम
(Symphytum)

हड्डी के टूट जाने पर और अस्थि-आवरण में इस दवा का मूल-अर्क 1 भाग और 5 भाग पानी मिलाकर सेंक के रूप में प्रयोग करना चाहिये।

इस दवा का प्रयोग करने से पहले ही टूटे हुए जोड़ों को बैठाकर, दवा की सेंक देने के बाद प्लास्टर से बांध देना चाहिये।

यदि पकना शुरू हो गया हो, तो सिम्फाइटम से कोई लाभ नहीं होता।

थूजा
(Thuja)

मस्से, खासकर कोमल मस्से में और भीतर की ओर ही बढ़ने वाले नाखून में थूजा Q, विशुद्ध या तेल या ग्लेसरीन के साथ प्रयोग करना चाहिये।

अर्टिका
(Urtica)

किसी भी स्थान के जल जाने पर वहां विशुद्ध या गर्म पानी के साथ सेंक के रूप में प्रयोग करना चाहिये, साथ ही तुरन्त लाभ के लिये आर्टिका 3x का भीतरी सेवन करना चाहिये।

मूलेन आयल
(Mullein Oil)

कान के सभी प्रकार के प्रदाह, कान के अन्दर के फोड़े और पकने की हालत में मूलेन आयल अचूक महौषधि है। यह दवा दर्द को शान्त करती है, मवाद को बाहर निकाल देती है और पीव को सुखा कर कान बहना बन्द कर देती है।

अकारण ही धीरे-धीरे बहरा हो जाना, मैल के कारण, प्रदाह या नहाने के कारण बहरापन होने में यह दवा विशेष गुणयुक्त है।

कान के भीषण दर्द में रोज 2 बार कान में यह दवा 3 से 5 बूंद तक डालनी चाहिये और रूई से कान का मुंह बन्द कर देना चाहिये।

कान के बाहरी भाग में तेज दर्द होने पर या सूजन होने पर मूलेन आयल को तेल या ग्लेसरीन में मिलाकर रोज कई बार धीरे-धीरे मालिश करनी चाहिये।

दर्द और सूजन कम करने की इसकी क्षमता आश्चर्यजनक है। लसिका ग्रंथियों के सूजन और बढ़ने में भी इसका बाहरी प्रयोग विशेष लाभप्रद है। इस दवा के लगाने से पकना रुक जाता है।

अंडकोष के प्रदाह में भी 1 औंस पानी या ओलिव आयल में 20-30 बूंद मूलेन आयल मिलाकर लगाना चाहिये।

ब्रांकाइटिस, गलकोष-प्रदाह और वक्ष के यक्ष्मा में गले और छाती पर इस दवा की मालिश करनी चाहिये। तेल या ग्लेसरीन में मिलाकर मालिश करने से यह तुरन्त कष्टप्रद खांसी और स्वरभंग तथा आवाज के रुखड़ेपन को दूर करती है।

नर-नारी के मूत्र मार्ग के प्रदाह में, भीषण दर्द और लगातार पेशाब के वेग में 1 औंस ओलिव आयल के साथ 10-20 बूंद मूलेन आयल मिला कर पिचकारी से देना चाहिये।

जरायु ग्रीवा के प्रदाह और जख्म में भी रुई की बत्ती में मिलाकर भीतर डाल देने से बहुत लाभ होता है।

साइलिशिया

(Silicia)

सभी प्रकार के फोड़ों के पकने पर इस दवा का मूल-अर्क पानी में मिलाकर पट्टी देने से फोड़े पक जाते हैं और मवाद निकल जाता है।

सुक्कम चक

(Shookum Chuck)

सभी प्रकार के अकौते में इसके मूल-अर्क को तेल या ओलिव आयल में मिलाकर लगाना चाहिये।

सल्फर

(Sulphur)

सभी प्रकार की खुजली में इसके मूल-अर्क को तेल या ओलिव आयल में मिलाकर लगाने से खुजली शांत हो जाती है। सल्फर 6x भी रोज 1 खुराक खिलाना चाहिये।

टेमस कम्यूनिस

(Tamus Communis)

बिवाई और कुचल जाने में इसके तेल या मलहम का प्रयोग करना चाहिये।

ट्युक्रियम

(Teucrium)

नाक या अन्य स्थान के अर्बुद पोलिपस में इस दवा का लोशन; तेल या मलहम स्थान विशेष की सुविधानुसार प्रयोग करना चाहिये।

कृमि में गुदा मार्ग में ज्यादा खुजलाहट होने पर पिचकारी के जरिये लोशन डालना चाहिये।

विरेट्रम विराइड
(Veratrum Viride)

वातजनित सूजन में इस दवा का तेल मालिश करने से सूजन जल्द ही आराम हो जाती है।

होम्योपैथी का सिद्धांत है कि दवा का सिर्फ भीतरी प्रयोग ही करना चाहिये। बाहरी प्रयोग से रोग दबकर अन्तर्मुखी हो जाता है और अन्यान्य रोग पैदा हो जाते हैं।

अनुभव के आधार पर देखा गया है कि होम्योपैथिक बाहरी मूल-अर्क भी अन्य चिकित्सा प्रणाली के बाहरी प्रयोग वाली दवाओं की अपेक्षा सूक्ष्म होता है और हानिकारक नहीं होता।

आकस्मिक घटनाओं और भीषण दर्द वाले सूजन आदि में रोगी को काफी लाभ होता है। इसलिये बाहरी प्रयोग के ऊपर अब अमेरिका और जर्मनी के चिकित्सक भी जोर डालते हैं। लेखक की भी निजी राय है कि बेधड़क बाहरी औषधियों का प्रयोग करने से रोगी को तुरन्त लाभ पहुंचता है।

तृतीय भाग

रोग और उनकी दवाएँ

थेराप्युटिक हिन्ट्स

1. **अनिद्रा** (Insomnia)—पैसिफ्लोराइन कारनेटा।
2. **अतिसार** (Diarrhoea)—एसपेरालिन, एकिरेन्थस, कैम्फर, चपारो अमारगोसा, मूथा।
3. **अँगुल-बेढ़ा** (Whitlow)—व्युफो।
4. **अकड़न** (Spams)—पैसिफ्लोराइन कारनेटा, पैसिफ्लोरा कम्पाउंड।
5. **आमाशय** (Dysentery)—अल्सटोनिया, इगल मारमेलस, कैस्टर-आयल, सिफालेन्ड्रा इण्डिका, कोलियस मालावारिकस, हेलारेना-एण्टि-डिसेन्ट्रिका, प्लेण्टेगो।
6. **उपदंश** (Syphilis)—इचिनेशिया, कैलोट्रोपिस गाइजैन्सिया, सिन्डन डैक्टीलोन, केसकेरा एमरगा, जिनोकार्डिया ओडोरेटा, हेमिडेस्मस इण्डिका, जैकारैण्ड़ा गुयालाण्डाई, आली आयोड।
7. **ऋतुस्राव की गड़बड़ी** (Menstrual disorders)—अशोका, सिमि-सिओ, कार्पस ल्यूटियम।
8. **ऋतुशूल बाधक** (Dysmenorrhea)—एब्रोमा आगस्टा, एब्रोमा रेडिक्स, जैन्थक साइलम, अशोका, कार्पस ल्यूटियम, सिमिसिफ्यूगा, ओवेरिन।
9. **कब्ज** (Constipation)—एब्रोमा आगस्टा, कैस्टर आयल, एजाडि-रेक्टा इन्डिका, एन्डर सोनिया, क्रोटनटिग।
10. **कालाजार** (Kala-azar)—असाई, कालमेघ, कार्डुअस, सियेनोथस।
11. **कृमि** (Worms)—एटिस्ट इण्डिका, वर्नोनिया, पिकोरिजा, सैन्टो-नाइन, फिलिक्स मास, टियुक्रियम, केनोपोडियम आयल, थाइमल।
12. **कुष्ठ** (Leprosy)—जिनोकार्डिया ओडोरेटा, केलोटोपिस, हाइड्रोको-टाइल, हाइग्रोफिला स्पाइनोसा।

13. **कंपन**(Tremor)—एगारिकस, नक्स-वामिका, टेरेन्टुला।
14. **कान रोग** (Diseases of ears)—मूलेन आयल।
15. **ऋतुरोध**(Amenorrhea)—पाइनस, अशोका, सिकेलि, पल्साटिला सल्फर।
16. **कलेजे की धड़कन**(Palpitation of heart)—एवेनासेटाइवा, क्रेटेगस औक्सी ब्लूमिया ओडोरेटा, बोरेबिया रिपेन्स, एस्पेरेगस आफिसिनेलिस।
17. **अर्बुद**(Tumour)—फ्रेक्सिनस अमेरिकाना, हाइड्रास्टिस, कोण्डुरैंगों, थूजा, फार्मिका रूफा, चिमाफिला।
18. **खांसी** (Cough)—एब्रोमा, सिन्डन डेक्टीलोन, जस्टीशिया एडाटोडा, जस्टिशिया रूब्रम।
19. **खूनी बवासीर** (Bleeding Piles)—ब्लूमिया ओडोरेटा।
20. **गर्भपात** (Abortion)—ब्लूमिया ओडारेटा, एलेट्रिस, कार्पस ल्यूटियम, सिमिसिफ्यूगा, हेलोनियस।
21. **गर्भावस्था की मिचली**—(Vomiting of Pregnancy)—कार्पस ल्यूटियम, सिम्फारिकार्पस रेसिमोसा, लोबेलिया, प्लेसेन्टा।
22. **गोनोरिया**—सूजाक (Gonorrhea)—क्यूबेब, वेसिकेरिया कौम, केनाबिस सेटाइवा, केलियम एरोमेटिक्स।
23. **घेंघा** (Goiter)—फ्यूक्स मेसिकुलोसस, आयोडिन, सुप्रारेनल, थाइमस, थायरायड, थायरायडिन।
24. **चर्म रोग** (Skin diseases)—जिनोकार्डिया ओडोरेटा, केलोट्रोपिस गाइजैंसिया, इचिनेशिया, बर्नोनिया, हाइपेरिकम, स्पंजिया कर्नस अलटरनिफालिया।
25. **चेचक के दाग** (Pits of pox)—सैरासेनिया, वेरियोलिनम।
26. **जरायु की गड़बड़ी** (Uterine disorders)—एलेट्रिस फेरिनोसा, हाइड्रास्टिस, अशोका जेनोशिया, वाइवर्नम ओपुलस, वाइवर्नम प्रूनस, मेमरी।
27. **जरायु का बढ़ना** (Enlargement of uterus)—फ्रेक्सिनस अमेरिकाना।

28. **जलातंक** (Hydrophobia)—हाइड्रोफोबिन।
29. **डिफथीरिया** (Diphtheria)—एकिनेसिया, इचिनेशिया।
30. **ताण्डव रोग** (Chorea)—एगारिकस, नक्स-वामिका, पास एवेना।
31. **धनुष्टंकार** (Tetanus)—हाइपेरिकम, नक्स-वामिका, स्ट्रिकनिन, पैसिफ्लोरा कम्पाउन्ड।
32. **नींद में पेशाब** (Bad Wetting)—इक्विसेटम।
33. **दमा** (Asthma)—ब्लेटा ओरिएन्टेलिस, पैसिफ्लोरा-इन्कारनेटा, कैनाबिस सैटाइवा, मकरध्वज, सुप्रारेनल, सेनेगा।
34. **प्लीहा की विवृद्धि** (Enlargement of spleen)—एजारिडिक्टा इण्डिका, असाई, एन्डरसोनिया, सियेनोथस, क्विनिया इण्डिका, केरिका पेपेया, क्लोरोडेण्ड्रन इन्फारचुनेटम, कैलोट्रोपिस लैक्टम, कालमेध, ल्यूकस एसपेरा, स्प्लीन।
35. **पित्त-पथरी** (Gall stone-billiary colic)—कार्डुअस, बर्बेरिस, हाइड्रास्टिस, चियोनेन्थस, डायोस्कोरिया, कोलेस्ट्रिनम, स्टिगमाटा मेइडिस, प्रेरा ब्रेबा, थ्लैप्सी वर्सापिस्टोरिस, कोकस, कैक्टस।
36. **हरितपाण्डु रोग** (Jaundice)—कार्डुअस मेरियेनस, मिरिका, बर्बेरिस वलगेरिस।
37. **प्रसव-वेदना** (Labour pains)—कोइलो फाइलम।
38. **पीत-ज्वर** (Yellow Fever)—कैम्फर।
39. **पागलपन** (Insanity)—रैनउल्फिया, सर्पेन्टाइना, पैसिफ्लौरा इन्कारनेटा।
40. **पतनावस्था** (Collapse)—कैंफर, हाइड्रोसियेनिक एसिड, एकोनाइट नैप, एकोनाइट रैडिक्स, काली सियेनेटम, जिकसियेनाइड, केफेइन।
41. **फेफड़े से रक्तस्राव** (Bleeding from lungs)—एकालाइफा इन्डिका, फिक्कस रिलिजीयोसा, ब्लुमिया आडोरेटा, हेमामेलिस सिन्डन डैक्टीलोन, जस्टीसिया रूब्रम, ओसिमम सैंक्टम, युपेटोरियम अयापान।
42. **फिलपांव** (Elephantiasis)—हाइड्रोकोटाइल एसियाटिका, एनाकार्डियम।

41. **पक्षाघात** (Paralysis)—स्ट्रिकनिया फास ।
44. **बर्रे** (Acne)—काली-ब्रोम, नक्स-जुगलैंस ।
45. **बेहोशी** (Senselessness)—एमिल-नाइट्रिक, कॅम्फर, मस्कस ।
46. **बेरी-बेरी** (Beri-beri)—लेथीयस, चायना ।
47. **दूध बन्द होना** (Suppression of milk)—रिसीनस ।
48. **बाघी** (Bubo)—व्यूफोरैना ।
49. **प्रदर** (Leucorrhea)—एब्रोमा आगस्टा एलेट्रिस-फेरिनोसा, ओवा-टेस्टा, वाइवर्नम ओपुलस, वाइवर्नम प्रुन ।
50. **नपुंसकता** (Impotence)—एवेना सैटाइवा, डेमियाना, अश्वगंधा, इगलफोलिया, कैम्फर, कैन्थारिस, ओरकिक ।
51. **धातु-दौर्बल्य** (Spermatorrhea)—एवेना सेटाइवा, डेमियाना, अश्वगन्धा, फिक्कस इन्डिका, मकरध्वज, एसपेरेगस, आफिसिनेलिस न्युफर ल्यूटियम माइका, सिमूल, सामामेटो सैबाल, सेरूलेटा, बेलिस पेरेनिस, सैलिक्सनाइग्रा ।
52. **बहुमूत्र** (Diabetes)—एब्रोमा आगस्टा, सिजीजियम, पैंक्रियाज ।
53. **मानसिक दुर्बलता** (Mental weakness)—एवेना सेटाइवा, अश्व-गन्धा, ब्रेन-पाइनियल, पिटयुइटरी ।
54. **मन्दाग्नि** (DLspepsia)—अकुआ, टाइकोटा, कैरिका पैपेया ।
55. **मलेरिया** (Malaria)--अल्सटोनिया, एटिस्टा इन्डिका, एजारि-डिक्टा इन्डिका, एन्डरसोनिया रोहितक, क्विनिया इन्डिका, चिरायता, क्लोरोडेन्ड्रन इन्फारचुनेटम, सिफालेन्ड्रा इन्फारचुनेटा, कैलोट्रोपिस गाइजैंसिया, डेस्मोडियम, कालमेघ, ल्यूकस एसपेरा, निकटैंथिस, ओल्डेन लैण्डिया, नेट्रम-म्यूर विट, टाइनोस्पोरा कार्डि-फोलिया, आर्सेनिक, बैप्टीशिया, चिनिनम सल्फ, इयुकलिप्टस ग्लोब, मलेरिया आफिसिनेलिस, विरेट्रम विरिड, सिड्रन, चायना, इपिकाक, इयुपेटोरियम ।
56. **रिरगी**(Epilepsy)—व्यूफोरैना, ओइनैन्था क्रोकेटा, हाइड्रोसिये-निक एसिड, विरेट्रम विरिड, पास एवेना, पैसिफ्लोरा इन्कारनेटा ।

57. **मूत्ररोध** (Suppression of urine)—कैम्फर, कोलियस एरोमेटिक्स, सिन्डन डेक्टीलोन, फ्लूड-सेरिफोलियम।

58. **मोटापा** (Obesity)—फ्यूकस बेसिकुलोसिस, फाइटोलिन, एसकुलेन्टाइन।

59. **यकृत-वृद्धि** (Enlargement of liver)—एजारिडिक्टा इन्डिका, असाई, एन्डर स्रोनिया, कार्डुअस, क्विनिया इन्डिका, कैरिका पैपेया, क्लोरोडेन्ड्रन इन्फारचुनेटा डूओडेमम, कालमेघ, ल्यूकस एसपेरा।

60. **रक्तामाशय** (Haemorrhagic dysentery)—एटिस्टा रेडिक्स, कैस्टर आयल, सिफालैन्ड्रा इन्डिका, फिक्कस इन्डिका, इयुपेटोरियम अयापान, बैप्टीशिया, वेकिसनिनम मेटालिकम, एलोज।

61. **रक्तस्राव** (Haemorrhage)—सिन्डन डैक्टीलोन, फिक्कस रिलीजियोसा, हेमामेलिस, फेरम फास, जिरैनियम मेकुलेटम, मेल्लिफोलियम।

62. **रतौंधी** (Night blindness)—काटलिवर आयल, फाइजसटिगमा

63. **रक्तदूषित होना** (Septi cemia)—फ्लूड केलेण्डुला, इचिनेशिया, हेमिडेसमस इन्डिका, हाइग्रोफिला स्पाइनोसा, थाइमस, सक्कस एमोरगा।

64. **रक्तचाप वृद्धि** (High blood pressure)—रैनउल्फिया सर्पेटिना नक्स।

65. **रक्तस्वल्पता** (Anaemi)—फेरम फास, स्पलीन, सुप्रारेनल, थाइमस।

66. **वात, गठिया** (Rheumatism and gout)—हाइमोसा, गलथेरिया इयुपेटोरिया, बैलाडोना, आर्टिका युरेन्स, विस्कम अलबम, फेरोल, पैसिफलोरा इन्कारनेटा।

67. **स्नायविक दुर्बलता** (Nervous debility) — एवेना सेटाइवा, डेमियाना, अश्वगन्धा, अलफलफा, ब्रेन, ओरिगेनम, माइका, प्रोस्टेट फ्लूड सिरेफोलियस, सैलिक्स नाइग्रा।

68. **स्वप्न दोष** (Noctural emission)—आमलकी, फिक्कस इन्डिका, हाइड्रोकोटाइल एसियाटिका, थाइमल, बेलिस पेरेनिस।

69. **शोथ** (Dropsy)—इगंलफोलिया, बोरेबिया डिफ्युजा, ब्लूमिया ओडोरेटा, बोरेबिया रिपेन्स, कनवलेरिया मेजेलिस, लेथीरस, एपोसाइनम।

70. **सूतिका ज्वर** (Puerperal fever)—अशोका, इचिनेशिया।

71. **शिरास्फीति** (Vericose veins)—हेमामेलिस।

72. **सन्यास** (Apoplexy)—लारोसिरेसस, एपोप्लेक्सि।

73. **स्नायुशूल** (Neuralgia)—पास एवेना, पेसिफ्लोरा कम्पाउन्ड, पेसिफ्लोरा इनकारनेटा।

74. **सर्दी जुकाम** (Coryza)—कैम्फर, ओसियम।

75. **हरित्पाण्डु** (Chlorosis)—एब्रोमा आगस्टा, अशोका, कार्पस ल्यूटियम।

76. **हैजा** (Cholera)—ब्रायोफाइलम कैम्फर, रिसिनस, ट्राइको सैंथिस डाइयोका।

77. **हृत्पाण्डु की बीमारियां** (Heart affections)—क्रेटेगस औक्सी, कैक्टस ग्रैंड, कोकस कैक्टाई, मकरध्वज, विरेट्रम विरिड, एकोनाइट नैप।

78. **सर्पदंशन** (Snake bite)—ल्यूकस एसपेरा, इचिनेशिया, इयुपेटोरियम अयापान, लेकिसन।

79. **हिचकी** (Hiccough)—काली ब्रोम, जिनसेंग।

80. **हिस्टीरिया** (Hysteria-गुल्मवायु)—कैम्फर, हाइड्रोसियेनिक एसिड, पास एवेना, पैसिफ्लोरा इन्कारनेटा।

81. **क्षयकास** (Pathisis)—जेबोरैन्डी, एब्रोटेनम, नक्स-जुगलैंस, नेट्रम-आस, पाइरोडोल, एकलाइफा इन्डिका, फिक्कसरिलीजियोसा, ब्लूमिया ओडोरेटा, हेमामेलिस, सिन्डनडैक्टीलोन, जस्टिया रूब्रम, ओसिमम सैंक्टम, इयुपेटोरियम अयापान।

अनुक्रमणिका

विषय — **पृष्ठ**

प्रथम भाग

द्वितीय भाग

मदर टिंचर के बाहरी प्रयोग